Pédiatrie
Pédopsychiatrie

Chez le même éditeur

Dans la collection des mémos infirmiers

Cancérologie – hématologie, par J. Alexandre. 2008, 224 pages.

Cardiologie, par L. Sabbah. 2010, 224 pages

Dermatologie, par A. Soria. 2009, 136 pages.

Endocrinologie, par V. Mink. 2007, 192 pages

Gastro-entérologie, par A. Balian. 2008, 192, pages.

Gériatrie, par G. Gridel. 2008, 120 pages.

Gynécologie – obstétrique, par F. Lamazou et S. Salama. 2007, 192 pages.

Maladies infectieuses, par D. Skurnk. 2008, 128 pages.

Neurologie, par K. Kinugawa, E. Roze. 2008, 208 pages.

ORL – Ophtalmologie, par D. Simon, L. Bensoussan. 2008, 160 pages.

Pédiatrie – pédopsychiatrie, par I. Lim-Sabbah et M. Schiff. 2010 160 pages.

Pneumologie, par B. Planquette. 2010, 160 pages.

Psychiatrie, par I. Lim-Sabbah. 2010, 160 pages.

Rhumatologie – orthopédie, par M.-A. Rousseau. 2007, 208 pages.

Urgences – réanimation, par A. Chaïb. 2007, 192 pages.

Urologie – néphrologie, par M. Rouprêt. 2008, 176 pages.

Processus inflammatoires et infectieux, par K. Kinugawa, B. Planquette, M. Rouprêt, M. A. Rousseau, E. Roze, D. Skurnik, A. Soria. 2010, 128 pages.

Processus obstructifs, par L. Sabbah, B. Planquette, A. Balian, M. Roupret. 2010, 128 pages.

Processus psychopathologiques, par I. Lim-Sabbah. 2010, 184 pages.

Processus traumatiques, par A. Chaib, K. Kinugawa, B. Planquette, M. A. Rousseau, E. Roze, A. Soria. 2010, 184 pages.

mémo STAGE INFIRMIER

Pédiatrie
Pédopsychiatrie

Manuel Schiff
Pédiatre
service de Neuropédiatrie
et Maladies métaboliques,
Hôpital Robert Debré,
Paris

Isabelle Lim-Sabbah
pédopsychiatre,
Praticien hospitalier,
Hôpital Robert Ballanger,
Aulnay-sous-Bois

2e édition

Collection dirigée par Laurent Sabbah

ELSEVIER
MASSON

Merci à Pauline Riché, infirmière du service de Neuropédiatrie et Maladies métaboliques, hôpital Robert Debré, pour ses précieux conseils.

62, rue Camille-Desmoulins, 92442 Issy-les-Moulineaux cedex
www.elsevier.fr et www.masson.fr

ISBN : 978-2-294-71256-2

Table des matières

5 Médicaments

Abréviations

AEMO	Action éducative en milieu ouvert
AINS	Anti-inflammatoire non stéroïdien
ASE	Aide sociale à l'enfance
CIA	Communication interauriculaire
CIV	Communication interventriculaire
CLIS	Classe d'intégration spécialisée
CMV	Cytomégalovirus
EVA	Échelle visuelle analogique
IME	Institut médico-éducatif
IMPro	Internat médico-professionnel
IOE	Investigation et orientation éducative
MAP	Menace d'accouchement prématuré
MEOPA	Mélange équimolaire oxygène/protoxyde d'azote
MSIN	Mort subite inexpliquée du nourrisson
ODAS	Observatoire de l'action sociale décentralisée
OPP	Ordonnance de placement provisoire
PMI	Protection maternelle et infantile
RCIU	Retard de croissance intra-utérin
RGO	Reflux gastro-œsophagien
ROR	Rougeole oreillons rubéole
SEGPA	Section d'enseignement général professionnel adapté
SRO	Sel de réhydratation orale
VRS	Virus respiratoire syncytial

PARTIE 1

Compétences infirmières

Le nouveau-né malade

Compétence 1 Évaluer une situation clinique et établir un diagnostic dans le domaine infirmier

- Accueillir le nouveau-né et ses parents.
- Consulter soigneusement les premières pages du carnet de santé (grossesse-accouchement-naissance).
- Recueillir par l'interrogatoire de la maman et la consultation du carnet de santé les données sur le déroulement de la grossesse et l'existence d'éventuelles anomalies (malformations congénitales découvertes lors des échographies anténatales, retard de croissance intra utérin, infection materno-fœtale…), de l'accouchement (prématurité éventuelle, voie basse instrumentale ou non, césarienne, accouchement difficile, durée) et l'état de santé de l'enfant à la naissance ainsi que ses mensurations de naissance (poids, taille et périmètre crânien).
- Interroger les parents sur le type d'allaitement (maternel et/ou artificiel), l'existence d'éventuelles difficultés et la ration quotidienne (exemple 8 biberons de 60 mL/jour de lait premier âge ou une tétée toutes les 3 heures).
- Évaluer l'état de l'enfant par l'inspection et noter la coloration de la peau (rose, pâle ou « gris », cyanose, ictère…), la qualité de son cri, son éveil et sa réactivité. Noter soigneusement les anomalies éventuelles (mauvais contact, teint gris, cri faible…) ou les signes de gravité (troubles de conscience, signes de choc…).
- Prendre les constantes et notamment le poids, à comparer au poids de naissance et/ou au poids de sortie de la maternité (perte de poids physiologique des premiers jours de vie avec reprise du poids de naissance en général vers le dixième jour).

Compétence 3 Accompagner une personne dans la réalisation de ses soins quotidiens

- Montrer aux parents si besoin à plusieurs reprises, les modalités de réalisation des soins quotidiens (exemple des soins de cordon); les modalités d'administration des éventuels traitements médicamenteux.
- Éduquer la maman au bon déroulement de l'allaitement maternel en prenant en compte les difficultés éventuelles (mauvaise tétée, crevasses…).

Compétence 4 Mettre en œuvre des actions à visée diagnostique ou thérapeutique

- Éviter l'hypothermie : vérifier que le nouveau-né est correctement couvert.
- Administrer le traitement en vérifiant auprès des parents la prise effective.
- S'enquérir auprès de la maman de la ration prise à chaque tétée/biberon et la noter.
- Vérifier et noter les urines et les selles.
- Signaler rapidement au médecin d'éventuelles anomalies et/ou signes de gravité (hypo ou hyperthermie, brady ou tachycardie, hypo ou polypnée voire pauses respiratoires) et mise en place des mesures d'urgence adaptées sur prescription médicale (préparation du matériel d'intubation et aide du médecin par exemple).

Compétence 5 Initier et mettre en œuvre des soins éducatifs et préventifs

- Vérifier dans le carnet de santé que le dépistage néonatal (papier buvard au troisième jour de vie) a bien été pratiqué.
- Éduquer la maman à l'allaitement.
- Éduquer les parents sur la prévention du rachitisme (prise quotidienne de vitamine D).
- Éduquer les parents sur la conduite à tenir en cas d'hyperthermie.
- Éduquer les parents sur les diverses mesures de prévention (ne jamais laisser son enfant seul sur la table à langer ou dans le bain, prévention des accidents domestiques…) en les incitant à lire les pages prévues à cet effet du carnet de santé.
- Éduquer et informer la Protection maternelle et infantile (PMI) sur les visites régulières à y effectuer ainsi que les examens obligatoires (huit premiers jours, neuf mois, deux ans) qui donnent lieu à l'établissement d'un certificat de santé.

Compétence 6 Communiquer et conduire une relation dans un contexte de soin

- Toujours recueillir le consentement aux soins du nouveau-né de la part de ses parents.
- Autant que possible, adapter ses propos/explications aux caractéristiques socio-culturelles de la famille.
- Toujours impliquer les deux parents dans les soins.
- Dans la mesure du possible, impliquer l'entourage dans les soins tout en respectant le secret professionnel et le souhait des parents.

Le nourrisson et l'enfant : maladie aiguë (ex. : bronchiolite, gastro-entérite aiguë…)

Compétence 1 Évaluer une situation clinique et établir un diagnostic dans le domaine infirmier

- Accueillir l'enfant et ses parents.
- Consulter soigneusement le carnet de santé en le commentant avec les parents afin de recueillir les antécédents périnataux, médicaux et chirurgicaux de l'enfant.
- Interroger les parents avec l'aide du carnet de santé sur les grandes étapes du développement moteur (âge de la tenue de tête, de la tenue assise soutenue/seul, de la préhension, de la station debout et de la marche), et psycho-affectif (éveil et socialisation, réponse à son prénom, langage).
- Noter d'éventuelles anomalies.
- Interroger les parents et/ou observer l'existence d'éventuelles déficiences sensorielles (auditives, visuelles).
- Interroger les parents sur l'alimentation (âge de la diversification alimentaire, consommation de laitages, de viande…).
- Évaluer l'état de l'enfant par l'inspection et noter sa coloration (rose, pâle ou « gris », cyanose, marbrures, ictère…), son éveil et sa réactivité, la qualité de son contact. Noter soigneusement les anomalies éventuelles (mauvais contact, somnolence…).
- Noter la présence ou l'absence de signes de gravité (pâleur, signes de déshydratation, troubles de conscience, détresse respiratoire majeure, signes de choc hémodynamique…).
- Prendre les constantes.

Compétence 3 Accompagner une personne dans la réalisation de ses soins quotidiens

- Montrer aux parents et/ou à l'enfant s'il est en âge de comprendre et si besoin à plusieurs reprises, les modalités de réalisation des soins quotidiens les modalités d'administration des éventuels traitements médicamenteux.

- Expliquer le mieux possible à l'enfant et/ou à ses parents le traitement, ses buts et les éventuels effets indésirables.

Compétence 4 Mettre en œuvre des actions à visée diagnostique ou thérapeutique

- Appliquer la prescription médicale en notant et signalant d'éventuelles incohérences ou interactions médicamenteuses.
- Administrer le traitement en vérifiant auprès des parents la prise effective.
- Signaler et noter les éventuels effets indésirables du traitement
- Signaler rapidement au médecin d'éventuelles anomalies pouvant témoigner d'une inefficacité du traitement mis en place et/ou de la survenue de complications ou de signes de gravité (hypo ou hyperthermie, brady ou tachycardie, hypo ou polypnée voire pauses respiratoires, somnolence, troubles de conscience, signes de choc…).
- En cas de signes de gravité, mettre en place (sur prescription médicale) les mesures d'urgence (ex oxygénothérapie en cas de désaturation, *Valium* intrarectal en cas de convulsion prolongée…).

Compétence 6 Communiquer et conduire une relation dans un contexte de soin

- Toujours recueillir le consentement aux soins de l'enfant et/ou de ses parents.
- Autant que possible, adapter ses propos/explications aux caractéristiques socioculturelles de la famille.
- Toujours impliquer les deux parents dans les soins.
- Dans la mesure du possible impliquer l'entourage dans les soins tout en respectant le secret professionnel et le souhait des parents.

Le nourrisson et l'enfant : maladie chronique (ex. : asthme, diabète…)

Compétence 1 Évaluer une situation clinique et établir un diagnostic dans le domaine infirmier

- Accueillir l'enfant et ses parents.
- Recueillir par l'interrogatoire de l'enfant et/ou de ses parents d'éventuelles anomalies récentes (exemple du diabète : hypoglycémies, amaigrissement, cétonurie…).
- Repérer par l'inspection la présence ou l'absence d'anomalies aiguës surajoutées (ex. : infection intercurrente, gastro-entérite…).
- Prendre les constantes.

Compétence 3 Accompagner une personne dans la réalisation de ses soins quotidiens

- Montrer aux parents et/ou à l'enfant s'il est en âge de comprendre et si besoin à plusieurs reprises, les modalités de réalisation des soins quotidiens et les modalités d'administration des éventuels traitements médicamenteux.
- Expliquer le mieux possible à l'enfant et/ou à ses parents le traitement, ses buts et les éventuels effets indésirables possibles

Compétence 4 Mettre en œuvre des actions à visée diagnostique ou thérapeutique

- Appliquer la prescription médicale en notant et signalant d'éventuelles incohérences ou interactions médicamenteuses.
- Administrer le traitement en vérifiant auprès des parents la prise effective.
- Signaler et noter les éventuels effets indésirables du traitement.

Compétence 5 Initier et mettre en œuvre des soins éducatifs et préventifs

- Éduquer l'enfant et ses parents sur la maladie chronique (ex. : asthme, diabète…), sur l'importance de l'observance du traitement médicamenteux prescrit et sur les risques encourus en cas de non observance (problème plus souvent rencontré chez les adolescents).

- Éduquer sur la conduite à tenir en cas de signes de décompensation de la maladie chronique (hypoglycémie chez l'enfant diabétique, crise d'asthme chez l'enfant).
- Remettre les coordonnées du personnel soignant à prévenir en cas de problème à domicile.
- Informer sur les éventuelles associations de parents d'enfants atteints de la maladie chronique concernée.
- Conseils d'ordre généraux : calendrier vaccinal à vérifier en signalant au médecin et aux parents les éventuels rappels à faire, prévention du rachitisme, de l'obésité....

Compétence 6 Communiquer et conduire une relation dans un contexte de soin

- Toujours recueillir le consentement aux soins de l'enfant et/ou de ses parents.
- Autant que possible, adapter ses propos/explications aux caractéristiques socio-culturelles de la famille.
- Toujours impliquer les deux parents dans les soins.
- Dans la mesure du possible impliquer l'entourage dans les soins tout en respectant le secret professionnel et le souhait des parents.

En pédopsychiatrie, comme en pédiatrie, l'enfant est toujours accompagné d'un adulte référent lors de l'admission (sauf cas exceptionnel). C'est auprès de lui (parent, autre tuteur légal...) et auprès de l'enfant, en fonction de son âge et de ses capacités que seront recueillis les éléments de l'anamnèse. Il faut être attentif à respecter le secret professionnel, notamment chez les adolescents qui peuvent déposer des éléments (prise de pilule, tabagisme...) que leurs parents ignorent.
Il est important de pouvoir anticiper la séparation de l'enfant de ses parents, surtout chez le jeune enfant. Il ne faut pas « enlever » l'enfant des bras de ses parents, pourvoir dire quand il va les revoir, ou éventuellement les appeler par téléphone. Lors du départ des parents, on peut consoler l'enfant et lui rappeler les objectifs de son hospitalisation. Il faut également pouvoir accepter son éventuelle colère.
Dans les services de pédopsychiatrie, souvent les soins s'articulent autour de plusieurs axes : les entretiens médicaux, infirmiers, les traitements médicamenteux et les activités thérapeutiques. Ces activités thérapeutiques animées par des soignants, des art-thérapeutes, utilisent une médiation (peinture, cuisine, sport...) permettant au patient de s'exprimer par d'autres moyens que la parole.

Hospitalisation d'un adolescent

Compétence 1 Évaluer une situation clinique et établir un diagnostic dans le domaine infirmier

- Accueillir le patient et l'installer dans sa chambre.
- Présenter au patient et aux adultes l'accompagnant les règles et l'organisation du service (horaires des repas, autorisations, visites, téléphone…).
- Expliquer les conditions d'hospitalisation et le déroulement de la prise en charge (semaine de séparation éventuelle, permissions…).
- Recueillir auprès du patient (en fonction de son état clinique) et des adultes référents les éléments de son histoire (antécédents d'hospitalisation, traitement habituel, consommation de drogues, d'alcool, sommeil, appétit), observer sa symptomatologie (diagnostic, mesures préventives : par exemple, devant un patient exprimant un refus de soins, surveiller le risque de fugue et d'hétéro-agressivité).
- Rechercher auprès de l'entourage des éléments sur le degré d'autonomie du patient (toilette, prise du traitement, repérage spatio-temporel).

Compétence 3 Accompagner une personne dans la réalisation de ses soins quotidiens

Il est important de vérifier l'adéquation entre les activités thérapeutiques proposées au patient et ses capacités et besoins.

Visiter régulièrement le patient en lui donnant des repères (date, heure, déroulement de la journée), l'encadrer dans sa participation à la vie du service (activités thérapeutiques, repas) afin d'éviter tout débordement. Ne pas hésiter à recadrer calmement mais fermement.

Chez les adolescents, le recours à l'agir est au premier plan. Il est important de pouvoir prévenir les passages à l'acte. Si on doit reprendre un adolescent, il faut le faire à l'écart du groupe, sur un ton calme et en n'hésitant pas à s'appuyer sur les règles du service afin d'éviter une confrontation duelle. (ex. : à un adolescent qui voudrait fumer dans le service, rappeler qu'il est dans un hôpital où le règlement stipule qu'il est interdit de fumer, et ce pour tout le monde.)

Compétence 4 Mettre en œuvre des actions à visée diagnostique ou thérapeutique

- Administrer le traitement en vérifiant la prise effective.
- Expliquer les buts du traitement, surveiller et prévenir les effets secondaires.
- Évaluer l'efficacité du traitement sur la symptomatologie (ex. : tristesse de l'humeur dans le cadre d'un traitement antidépresseur).
- Surveiller régulièrement la tension artérielle, la température.
- Les entretiens infirmiers permettent d'instaurer une relation de confiance avec le patient, d'aborder avec lui sa maladie, la nécessité d'un suivi, d'un éventuel traitement au long cours. En début de carrière, lorsque la différence d'âge est ténue entre le soignant et le patient, l'adolescent investit parfois le soignant comme un(e) grand(e) frère/sœur » et il faut être vigilant à garder une certaine distance (familiarité…).
- Transmettre les informations relatives aux soins et aux activités en en faisant une synthèse claire.
- Pointer les capacités de socialisation et d'autonomie, l'intégration et la place dans le groupe d'adolescents.

Compétence 5 Initier et mettre en œuvre des soins éducatifs et préventifs

- Aider le patient à repérer et reconnaître les symptômes de sa maladie (ex. : troubles du sommeil dans le cadre d'un trouble de l'humeur).
- Expliquer l'ordonnance (horaires des prises) et les buts du traitement au patient et à sa famille.
- Soutenir l'adolescent dans son autonomisation pour ses soins (prise de rendez-vous, prise du traitement…).
- Favoriser une bonne hygiène de vie (horaires de coucher fixes, pas de consommation de tabac, d'alcool ou de drogues, pratique d'une activité sportive).

Compétence 6 Communiquer et conduire une relation dans un contexte de soin

- Adapter sa communication en fonction de l'état du patient.
- Lors de l'administration du traitement, rechercher son consentement dans la mesure du possible mais sans que cela ne retarde les soins et/ou mette le patient en danger.

- Expliquer au patient les éventuels facteurs déclenchants de sa maladie (ex. : consommation de drogues pour les bouffées délirantes aiguës).
- Donner des informations à la famille, expliquer les soins mis en œuvre et le but recherché. Les liens familiaux entre l'adolescent et sa famille peuvent être compliqués. Juridiquement, l'adolescent est un mineur, sous la responsabilité de ses parents, cependant il peut et a le droit de déposer des éléments de son histoire sans que ses parents ne soient informés (sauf s'il était en danger). Il faut rechercher son consentement pour les soins donnés.

Hospitalisation d'un patient souffrant d'un TED[1]

Compétence 1 Évaluer une situation clinique et établir un diagnostic dans le domaine infirmier

Il est important de ne pas faire attendre un patient souffrant d'un TED.

- Lors du premier contact, s'informer auprès de ses parents : comment se sont passées les éventuelles précédentes hospitalisations ? Quelles ont été les difficultés ? Comment réagit-il face aux situations nouvelles ? Qu'est-ce qui peut le réassurer ? A-t-il une hypersensibilité aux bruits, à la lumière (cette hypersensibilité peut générer des réactions intenses : cris, agitation, coups).
- Évaluer son niveau de compréhension, son langage : peut-il faire des demandes seul ? Quel est son niveau de vocabulaire ? Existe-t-il des activités qu'il apprécie ?
- Demander à ses parents comment il réagit face à des personnes inconnues. Il faut s'adresser à lui avec des mots simples, adaptés à son niveau de compréhension, ne pas hésiter à s'appuyer sur des indications gestuelles (ex. : mimer la prise d'un verre d'eau pour l'administration d'un traitement).

Compétence 3 Accompagner une personne dans la réalisation de ses soins quotidiens

Il est important de vérifier l'adéquation entre les activités thérapeutiques proposées au patient et ses capacités et besoins.

Il convient de valoriser sa participation aux activités thérapeutiques.

La permanence du cadre : horaires de lever, coucher, des repas, déroulement des soins (prise du traitement…) est importante et rassure le patient.

En fonction de ses capacités de compréhension : donner au patient des repères (date, heure, déroulement de la journée), l'encadrer dans sa participation à la vie du service (activités thérapeutiques, repas) afin d'éviter tout débordement. Ne pas hésiter à le recadrer calmement mais fermement. Les troubles du comportement peuvent être violents, sans facteur déclenchant évident d'où la difficulté à les « comprendre » et à les prévenir. Ils peuvent susciter de la part de l'équipe un rejet, un sentiment d'impuissance, ce d'autant

1 Trouble envahissant du développement.

que le patient peine à exprimer une critique ou conscience des conséquences de ses actes.

Compétence 4 Mettre en œuvre des actions à visée diagnostique ou thérapeutique

- Administrer le traitement en vérifiant la prise effective.
- En fonction de ses capacités de compréhension, expliquer au patient les buts du traitement.
- Surveiller la tension artérielle, la température.

Compétence 5 Initier et mettre en œuvre des soins éducatifs et préventifs

- Expliquer l'éventuelle ordonnance (horaires des prises) et les buts du traitement au patient et à sa famille.
- Aider la famille et le patient à préparer la sortie : prise de rendez-vous, organisation des soins (hôpital de jour, rééducation orthophonique, psychomotricité…).

Compétence 6 Communiquer et conduire une relation dans un contexte de soin

- Adapter sa communication en fonction de l'état du patient.
- Rechercher une alliance thérapeutique avec la famille en l'incluant dans les soins du patient.

États suicidaires

Compétence 1 Évaluer une situation clinique et établir un diagnostic dans le domaine infirmier

- Accueillir le patient et l'installer dans sa chambre : dans la mesure du possible, proche du poste de soins.
- Expliquer calmement les conditions d'hospitalisation et le déroulement de la prise en charge au patient et à sa famille (inventaire des affaires, retrait des objets potentiellement dangereux) ainsi que les règles du service (déroulement des repas, sorties…).
- Recueillir les éléments de son histoire auprès du patient et de sa famille (antécédents d'hospitalisation, traitement habituel, consommation de drogues, d'alcool, sommeil, appétit), observer sa symptomatologie (agitation anxieuse ou au contraire prostration=patient immobile).
- Repérer des signes de gravité (symptômes délirants mélancoliques, mutisme, antécédents de passages à l'acte suicidaire).

Compétence 3 Accompagner une personne dans la réalisation de ses soins quotidiens

- Vérifier l'adéquation entre les activités thérapeutiques proposées au patient et ses capacités et besoins.
- Soutenir et stimuler le patient afin de mobiliser au mieux ses ressources. L'aider à ne pas rester seul dans sa chambre, à s'intégrer au groupe, à participer à des activités thérapeutiques.
- Valoriser ses progrès afin d'augmenter son estime de soi.
- Identifier les risques (auto-agressivité principalement), prendre des mesures de prévention : surveillance rapprochée, entretiens de soutien, tenir à l'écart tout objet dangereux (médicaments, objets tranchants…)
- Surveiller la prise du traitement, l'hygiène, l'alimentation et le sommeil.

Compétence 4 Mettre en œuvre des actions à visée diagnostique ou thérapeutique

- Administrer le traitement en vérifiant la prise effective.
- Expliquer les buts du traitement, surveiller et prévenir les effets secondaires.
- Surveiller régulièrement la tension artérielle, la température.

- Évaluer l'efficacité du traitement sur les idées suicidaires : *en parler avec le patient ne doit pas être un sujet tabou.*
- Les entretiens infirmiers peuvent être difficiles à réaliser tant pour le soignant (quelles réponses apporter face à de telles idées ?) que pour le patient. Il s'agit de l'aider à verbaliser sa souffrance tout en soulignant les aspects positifs de son histoire, lui faire accepter le caractère pathologique de ses troubles et la nécessité de soins.
- Se garder d'une trop grande proximité relationnelle.
- Transmettre les informations relatives aux soins et aux activités en faisant une synthèse claire. Pointer les fluctuations de l'humeur, des angoisses (ex. : plutôt le soir), une éventuelle réticence à prendre le traitement, des difficultés d'autonomie (l'hygiène, les repas…).

Compétence 6 Communiquer et conduire une relation dans un contexte de soin

- Rechercher le consentement aux soins mais la priorité est de protéger le patient de lui-même : risque de passage à l'acte auto-agressif.
- Soutenir et mobiliser l'entourage familial qui est mis à mal face à ces comportements auto-agressifs et peut alors se réfugier soit dans le déni (« il n'avait pris ces médicaments que pour dormir ») soit dans la colère (« il a tout ce qu'il veut pour être heureux! »).

PARTIE 2

Prérequis

Épidémiologie

La pédiatrie est la spécialité médicale qui étudie les conditions physiologiques et les maladies infantiles de la naissance à la puberté. On parle de nouveau-né entre 0 et 28 jours, de nourrisson entre 29 jours et 18 mois et d'enfant au-delà.

Natalité

Le taux de natalité est le rapport du nombre de naissances vivantes de l'année à la population totale moyenne de l'année ; en 2009 il est de 13 % contre 17 % en 1970.
Cette diminution du taux de natalité est liée à une baisse de la fécondité, phénomène global dans les pays développés.

Mortalité

Mortalité infantile

Le taux de mortalité infantile correspond au nombre d'enfants nés vivants, décédés durant la première année, rapporté à 1 000 naissances vivantes. C'est un marqueur de l'état de santé d'une population. Il est estimé à 3,6 % en 2009. La mortalité infantile comprend la mortalité néonatale et la mortalité postnéonatale qui couvre la période du 28ᵉ jour au premier anniversaire. La principale cause de mortalité infantile est la mort subite du nourrisson (voir encadré ci-dessous).

Mortalité périnatale

Elle regroupe les enfants mort-nés et les morts néonatales des six premiers jours rapportés à 1 000 naissances vivantes.

Mortalité après l'âge d'un an

Les causes principales sont, par ordre de fréquence : les accidents, les malformations, les cancers et les infections.

Morbidité

Définition

État de maladie.

Morbidité infantile

Elle est dominée par les infections respiratoires et digestives.

Morbidité périnatale

Elle est dominée par la prématurité et l'hypotrophie ou retard de croissance intra-utérin (RCIU).

Morbidité après l'âge d'un an

Il s'agit de l'ensemble de la pathologie pédiatrique!

☛ *Mort subite inexpliquée du nourrisson (MSIN)*

- Définie comme le décès brutal et inattendu d'un enfant considéré jusque-là comme bien portant, décès qu'aucun examen, y compris l'autopsie, ne peut expliquer.
- Fréquence maximale à deux et trois mois, rare après six mois.
- Facteurs de risque :
  - position couchée sur le ventre;
  - sexe masculin;
  - hiver;
  - prématurité/RCIU;
  - pathologie néonatale grave;
  - mère jeune;
  - milieu socio-économique défavorisé;
  - tabagisme.
- Prévention *compétence 5* : recommander aux mères la mise systématique du nourrisson en décubitus dorsal.

Prévention en pédiatrie

Définition

Aspect fondamental de la pédiatrie, la prévention est constituée par l'ensemble des mesures destinées à éviter la survenue de maladies infectieuses, de carences nutritionnelles et d'accidents. Il s'agit également du dépistage précoce de certaines maladies. Le point fort de la prévention repose sur les vingt examens obligatoires du carnet de santé, réalisables par le médecin de PMI.

Prévention des maladies infectieuses (contagieuses) : vaccinations

Le calendrier vaccinal (www.invs.sante.fr/beh) est régulièrement réactualisé. Certaines vaccinations ont un caractère obligatoire en France. Il s'agit des vaccins contre la tuberculose, la diphtérie, le tétanos, la poliomyélite. D'autres sont recommandées et figurent à cet égard au calendrier vaccinal; il s'agit des vaccins contre :

- la coqueluche;
- l'*haemophilus influenzae* b;
- la rougeole, les oreillons et la rubéole (ROR);
- l'hépatite B;
- le pneumocoque.

Seules les vaccinations recommandées et obligatoires justifient une prise en charge financière par la Sécurité sociale.

La vaccination est un acte médical qui engage la responsabilité du médecin. Cet acte obéit aux règles suivantes. Toute vaccination doit être consignée sur le carnet de santé de l'enfant. Les pages « vaccinations » du carnet de santé tiennent lieu de certificat. À défaut, un certificat sera délivré. Le cachet du médecin, la date, la marque du vaccin et le numéro du lot de fabrication doivent y figurer.

Prévention des carences nutritionnelles

Elle concerne les conseils sur l'alimentation de l'enfant, la prévention du rachitisme par l'administration de vitamine D à tous les enfants (voir Rachitisme, fiche 18) et la supplémentation en fluor.

Prévention des accidents compétence 5

Les accidents sont la principale cause de mortalité après l'âge d'un an. Il s'agit d'accidents de la circulation (enfant piéton, passager ou usager d'un deux-roues), ou d'accidents domestiques (noyades, brûlures, intoxications, suffocations et chutes).

Mesures générales de prévention

Éducation de l'enfant : il faut lui expliquer les dangers.
La famille a un rôle de *protection*, d'*éducation* et de *discipline*.
Importance des campagnes de prévention du public, de la mise au point de normes de sécurité et du contrôle de la bonne application de celles-ci.

Mesures spécifiques

Brûlures

Il faut informer les parents à propos du danger des récipients d'eau chaude posés sur le sol, des sources de chaleur non protégées, des casseroles posées sur la cuisinière dont le manche dépasse, des barbecues, des prises électriques et des allumettes laissées à portée des enfants.

Noyades

Informer les parents des dangers des baignades non surveillées, notamment dans les piscines privées.

Intoxications

Il s'agit principalement des médicaments et des produits domestiques. Ceux-ci doivent être physiquement inaccessibles pour les enfants.

Chutes

Protection des fenêtres et des escaliers.

Corps étrangers des voies aériennes

Éviter de donner des oléagineux avant l'âge de six ans.

Accidents de la circulation

Enfant piéton

Sorties sur la voie publique tenu par la main; éducation au code de la route.

Enfant passager d'une automobile

Vulnérable car léger, l'enfant doit être maintenu dans un dispositif de sécurité qui varie en fonction de l'âge :
- lit nacelle avec filet antiprojection fermé jusqu'à six mois;
- au-delà de six mois : siège « dos à la route » à l'arrière jusqu'à 9 kg;
- de 9 à 15 kg, siège baquet ou siège à réceptacle;
- au-delà de 15 kg, et jusqu'à dix ans, rehausseur avec ceinture adulte.

Entre onze et dix-huit ans : il faut informer les parents sur les dangers des deux-roues et recommander le port du casque.

Le dépistage

Le dépistage intéresse des maladies fréquentes, dont on peut faire le diagnostic de façon fiable au stade présymptomatique, et qui sont accessibles à un traitement précoce en l'absence duquel l'évolution est défavorable.

Dépistage des troubles de la vision

Il est important de dépister les troubles visuels du nouveau-né pour prévenir l'amblyopie. Celle-ci est définie par l'insuffisance uni- ou bilatérale de certaines aptitudes visuelles (discrimination des formes), entraînant chez l'enfant un trouble de la maturation du cortex visuel; elle peut apparaître jusqu'à six ans, et est irréversible en l'absence de traitement. La plupart des troubles visuels responsables d'amblyopie sont accessibles à un traitement efficace, ce qui renforce l'intérêt du dépistage. Il faut adresser l'enfant à un ophtalmologiste si l'on constate un reflet blanchâtre en arrière de la pupille ou un strabisme, un larmoiement anormal, des mouvements oculaires anormaux – toutes anomalies potentiellement liées à des maladies de l'œil à risque d'amblyopie.

Dépistage de la surdité

La prévalence des surdités sévères ou profondes est de 1,5 pour 1 000 naissances. Le retentissement du handicap dépend de la profondeur de la surdité et du retard diagnostique. Une prise en charge précoce est possible (appareillage dès quatre mois). Ces trois points justifient un dépistage précoce par des tests spécialisés. Ceux-ci sont indiqués devant les anomalies suivantes :

- un nourrisson qui ne gazouille pas;
- absence de syllabe à huit mois;
- enfant agité et bruyant;
- enfant qui ne progresse plus;
- retard de langage.

Dépistage néonatal

En France, tous les nouveau-nés bénéficient, au quatrième jour de vie (J3, quand l'enfant a au moins 72 h), du dépistage néonatal systématique de cinq maladies : phénylcétonurie, hypothyroïdie, hyperplasie congénitale des surrénales, drépanocytose et mucoviscidose.

Phénylcétonurie

Maladie héréditaire autosomique récessive liée à une anomalie de la dégradation d'un acide aminé, la phénylalanine. Le traitement consiste en un régime limité en phénylalanine et prévient totalement l'installation d'un retard psychomoteur sevère.

Hypothyroïdie

Maladie endocrinienne liée à une sécrétion insuffisante d'hormone thyroïdienne par la glande thyroïde. La prise quotidienne d'hormone thyroïdienne permet de prévenir le retard mental et le nanisme.

Hyperplasie congénitale des surrénales

Maladie endocrinienne héréditaire liée à un défaut de sécrétion d'aldostérone et de cortisol (perte de sel), et un excès d'hormones virilisantes. Le traitement substitutif permet de réduire la virilisation et de prévenir le décès par perte de sel (et d'eau).

Drépanocytose

Maladie héréditaire de l'hémoglobine provoquant une anémie hémolytique sévère et des infections potentiellement mortelles (pneumocoque). Une prise en charge précoce permet de prévenir ces complications. Le dépistage est ciblé, c'est-à-dire qu'il n'est proposé qu'à certains nouveau-nés (ceux dont l'un des parents au moins est noir ou originaire du bassin méditerranéen).

Mucoviscidose

Maladie génétique dont l'élément dominant est la production de sécrétions muqueuses anormales. Le plus souvent le nouveau-né n'a aucun signe, mais il peut avoir une occlusion intestinale, appelée iléus méconial. Les premiers signes de la maladie (bronchites à répétition, diarrhées, mauvaise prise de poids) apparaissent habituellement dès les premières semaines de vie, mais ne sont pas spécifiques de la maladie; le diagnostic est donc souvent retardé (voir fiche 19) – d'où l'intérêt du dépistage néonatal afin de mettre en place les mesures thérapeutiques le plus tôt possible.

Conduite à tenir IDE

Le test de dépistage néonatal sur papier buvard

Le prélèvement se fait par microméthode (zones externe et interne du talon) sur papier buvard selon les étapes suivantes.

- Information orale des parents (dépliant) et consentement éclairé (pour la recherche des trente mutations les plus fréquentes si le test de dépistage de la mucoviscidose était positif).
- Remplir les éléments d'identification de l'enfant sur le carton, et indiquer la date.
- Matériel :
  - microlancettes à usage unique réservées aux nouveau-nés,
  - alcool à 70° pour désinfection,
  - compresses stériles.
- Méthode de prélèvement :
  - lavage des mains,
  - désinfecter la zone cutanée à piquer, bien sécher avec une compresse stérile,
  - piquer franchement sur l'un des bords latéraux du talon,
  - recueillir les gouttes de sang déjà formées en mettant le carton côté imprimé au contact de la goutte qui vient s'imprimer à l'intérieur du cercle,
  - imbiber ainsi successivement les six cercles.
  - Il faut que lorsqu'on retourne le buvard, le cercle rempli de sang ait la taille d'un confetti.
  - Ne pas remplir un cercle plusieurs fois (risque de faux positifs).
- Laisser sécher le buvard à l'air libre 2 h avant de l'envoyer sous enveloppe au laboratoire de dépistage.

Protection de l'enfant et maltraitance

Introduction

L'enfant est dépendant donc vulnérable. On distingue un système administratif, représenté par les services de protection maternelle et infantile (PMI) et l'aide sociale à l'enfance (ASE), et un système judiciaire en cas de maltraitance.

Protection administrative de l'enfant

La PMI

Créée en 1945, sa mission initiale était la réduction de la mortalité infantile. Le service de PMI dépend du conseil général et est réparti en services départementaux qui sont sous la responsabilité d'un médecin aidé d'infirmières, sages-femmes, assistantes sociales et psychologues. Ceux-ci assurent des actions préventives. Le carnet de santé est remis gratuitement à tous les enfants dès la naissance; il s'agit d'un document soumis au secret médical dans lequel sont inscrits tous les évènements concernant la santé de l'enfant depuis la naissance jusqu'à la fin de la puberté. Remis à jour en 2006, il contient également des conseils et recommandations indispensables pour les parents. Vingt examens médicaux à visée préventive sont effectués entre zéro et six ans. Ils sont utiles au dépistage précoce des maladies et/ou handicaps éventuels, et permettent la pratique des vaccinations. La PMI assure également le premier bilan de santé scolaire (première année de maternelle) et participe à l'organisation du système de garde des enfants.

L'ASE

Le service d'aide sociale à l'enfance dépend aussi du conseil général. Il joue un rôle d'aide aux familles dans diverses situations à risque : difficultés socio-économiques, femmes enceintes et mères isolées, parents décédés, maltraitance.

Maltraitance : définitions

Maltraitance

Pour l'Observatoire de l'action sociale décentralisée (ODAS), l'enfant maltraité est « un enfant victime de violences physiques, d'abus sexuels, d'actes de cruauté mentale, de négligences lourdes ayant des conséquences graves sur son développement physique et psychologique ».

Abus sexuel

Les abus sexuels comprennent les viols, les attouchements sexuels, l'inceste (relation sexuelle entre ascendants et descendants comme père-fille ou collatéraux comme frère-sœur) et le climat incestueux.

☛ Il est important d'informer l'enfant/l'adolescent que les soignants ne sont plus tenus au secret professionnel dès qu'il y a des allégations d'abus sexuel.

Protection judiciaire de l'enfant

La meilleure protection de l'enfance réside dans la prévention des situations à risque (parents en grande difficulté, enfant souffrant d'un handicap...)

☛ Toute personne ayant connaissance d'une maltraitance chez un mineur est obligée de la signaler sous peine de poursuites pénales.

En milieu hospitalier, ce sont généralement les médecins et les travailleurs sociaux qui signalent la situation d'un mineur en danger. Il existe deux types de signalements :

- le signalement administratif : il concerne les situations les moins graves, c'est l'ASE (Aide sociale à l'enfance) qui est saisie. Elle peut proposer aux familles un suivi socio-éducatif ;
- le signalement judiciaire : il est adressé au procureur de la République qui peut décider d'un complément d'enquête et saisit le juge des enfants lorsqu'il existe une situation de danger immédiat pour l'enfant. Le juge des enfants peut décider soit d'une OPP (ordonnance de placement provisoire), l'enfant étant placé dans un lieu extérieur au domicile familial (foyer, famille d'accueil...), soit d'une AEMO (action éducative en milieu ouvert) : il s'agit alors d'une enquête sociale sur l'enfant et sa famille, soit d'une IOE (investigation et orientation éducative).

Le service de PMI (protection maternelle et infantile) permet aussi d'effectuer des actions de prévention : suivi à domicile, à l'école, etc. afin de détecter les situations à risque.

Épidémiologie

Environ 600 morts par an dus à la maltraitance.

☛ En 2003, 89 000 enfants en danger ont été signalés (soit six enfants mineurs sur 1 000), dont 18 000 enfants maltraités et 71 000 enfants à risque. Parmi les enfants maltraités, on dénombrait 5 600 cas de violences physiques, 5 200 cas d'abus sexuels et 7 200 cas de violences psychologiques et négligences lourdes.

Étiologies

Les principaux facteurs de vulnérabilité retrouvés dans les situations de maltraitance sont :
- les pathologies psychiatriques ou les troubles graves de la personnalité des parents ;
- les mauvaises conditions socio-économiques ;
- la maladie ou le handicap à la naissance, la prématurité, un enfant non désiré.

Bien entendu, cette liste n'est pas exhaustive.
Dans le cas d'inceste, la non-résolution du complexe d'Œdipe qui instaure l'interdit de l'inceste explique l'absence de limite, la confusion des générations et de la place de chacun au sein de la famille.

Diagnostic

La maltraitance

Examen clinique

Il n'existe pas de lésion spécifique de la maltraitance. Les lésions peuvent être des ecchymoses, des brûlures, des plaies, des fractures, une alopécie, etc. En revanche, le siège, la forme, le nombre ainsi que l'âge de l'enfant doivent orienter le diagnostic.
Le diagnostic se fera devant un faisceau d'arguments : nombreuses hospitalisations pour traumatisme, parents peu impliqués dans le suivi médical de leur enfant (calendrier vaccinal non mis à jour, absences de consultations régulières chez le pédiatre…), versions des faits divergentes, mauvais état général de l'enfant (maigreur…), retard staturo-pondéral, etc.

☛ *Le syndrome des bébés secoués*

Syndrome décrit chez les bébés de 2 mois à 1 an associant un hématome sous-dural, des hémorragies rétiniennes et l'absence de lésions traumatiques externes.
Il est secondaire à des secousses antéro-postérieures violentes, ces accélérations-décélérations provoquant la rupture de vaisseaux cérébraux. Les battements des mains et des bras peuvent également provoquer des arrachements métaphysaires.

Le décès survient dans 15 % des cas. La personne s'occupant de l'enfant avance le plus souvent que les cris sont insupportables et/ou que le regard du bébé est perçant, scrutateur et persécutif.

Le syndrome de Silverman

Il s'agit de nombreuses fractures chez un nouveau-né. On recherche d'anciennes fractures sur la scintigraphie osseuse.

Examens complémentaires

Une radiographie du squelette entier doit être réalisée afin de rechercher des fractures.

Les abus sexuels

Le diagnostic d'abus sexuel se fait principalement lors de 3 grandes circonstances : soit l'enfant raconte avoir été abusé, soit il existe des signes physiques évocateurs (grossesse, maladie sexuellement transmissible…), soit il y a des signes indirects (refus de se déshabiller…).
La violence subie par l'enfant peut néanmoins s'exprimer par des comportements très divers (passages à l'acte, douleurs multiples, échec scolaire, tentative de suicide, etc.).

Évolution

La maltraitance peut entraîner des troubles de la personnalité : l'enfant se construit une image dévalorisée de lui-même qui va lui permettre de justifier la maltraitance qu'il a subie (« mes parents m'ont battu parce que j'étais méchant »). Les risques à l'âge adulte sont la poursuite de conduites d'auto-sabotage (échec scolaire puis professionnel) et la maltraitance de ses propres enfants (déplacement de la place de victime vers celle de l'agresseur).

Prise en charge

L'hospitalisation est souvent nécessaire pour faire le diagnostic, effectuer un bilan somatique, psychologique et social de l'enfant et de sa famille et de protéger l'enfant, le temps de faire le signalement.
Le maintien de l'enfant dans sa famille est – dans la mesure du possible – préservé. En pratique c'est rarement le cas lors de maltraitance de la part des parents vivant avec l'enfant.
Après l'hospitalisation, on proposera en fonction de la situation une prise en charge psychologique et sociale de l'enfant et de sa famille. En pratique, la prise en charge psychologique de la famille est rarement mise en place du fait de leur grande réticence à évoquer la maltraitance qu'ils ont fait subir (et qu'ils ont subie parfois-eux mêmes).

PARTIE 3

Pédiatrie

1. Nouveau-né normal

Introduction

Le nouveau-né dit à terme naît après quarante semaines et trois jours de grossesse (en comptant à partir du premier jour des dernières règles). La naissance est une métamorphose, et la période néonatale une phase d'adaptation à la vie extra-utérine avec notamment mise en place de la respiration pulmonaire et de la fonction digestive. Il faut connaître les caractéristiques cliniques du nouveau-né normal, les gestes systématiques des premières minutes de vie et les conseils à donner à la mère à la sortie de maternité.

Principales caractéristiques cliniques du nouveau-né normal

Mensurations moyennes

– Poids : 3 300 g.
– Taille : 50 cm.
– Périmètre crânien : 35 cm.

Attitude générale

Les membres supérieurs sont en flexion, mains fermées ; les pieds sont en flexion dorsale sur les jambes, elles-mêmes en flexion sur les cuisses qui sont en flexion sur le tronc (quadriflexion). La motricité spontanée d'éveil est importante.

Évaluation de la bonne adaptation à la vie extra-utérine : le score d'Apgar

Il est évalué chez tout nouveau-né à une, cinq et dix minutes de vie. Il va de 0 (mort apparente) à 10.

Aspect de la peau

Elle est recouverte d'une substance sébacée blanchâtre appelée *vernix* dont il faut débarrasser l'enfant. Sous le vernix, la peau est rose et lisse. Il peut y avoir des angiomes plans (taches rouges situées à la partie basse et postérieure de la tête, à la racine du nez ou sur la paupière supérieure), qui s'atténuent et disparaissent dans la première année. Une tache bleutée dans la région lombo-sacrée, dite tache mongoloïde, peut se voir.

Tableau 4.1. Calcul du score d'Apgar.

Paramètres	0	1	2
Battements cardiaques	Absents	< 100/min	> 100/min
Mouvements respiratoires	Absents	Lents, irréguliers	Vigoureux avec cri
Tonus musculaire	Nul	Faible : légère flexion des extrémités	Fort : quadri-flexion, mouvements actifs
Réactivité à la stimulation	Nulle	Faible : grimace	Vive : cri, toux
Coloration	Bleue ou pâle	Corps rose, extrémités bleues	Uniformément rose

Les cheveux sont fournis et tomberont dans les premières semaines ; le duvet recouvrant le front, les joues et les épaules est appelé *lanugo*.

Tête

La palpation du crâne permet d'identifier les sutures entre les os, la fontanelle antérieure losangique (se ferme entre douze et seize mois) et la fontanelle postérieure triangulaire (se ferme vers un mois).

Thorax

La fréquence respiratoire normale est comprise entre 30 et 50 par minute. Le nouveau-né et le petit nourrisson ne respirent que par le nez. La fréquence cardiaque est entre 120 et 160 par minute.

Abdomen

Le cordon ombilical doit être sectionné dans les minutes qui suivent la naissance, après avoir placé l'enfant légèrement en contrebas de sa mère. Un clamp de Barr est appliqué à 3 cm de l'implantation cutanée du cordon et celui-ci est sectionné 1 cm au-dessus du clamp à l'aide d'une paire de ciseaux stériles, après désinfection de la zone de section à la chlorhexidine. Il faut systématiquement vérifier que la tranche de section comporte bien deux artères et une veine ombilicales. Ensuite, une compresse stérile sèche est appliquée sur le fragment de cordon qui tombera dans les 8 premiers jours. Durant les premiers jours, la tranche de section doit être nettoyée à la chlorhexidine à chaque change, et il faut s'assurer de l'absence de rougeur et/ou de suintement qui pourraient témoigner d'une infection.

Périnée

Écarter les fesses pour s'assurer de l'absence d'imperforation anale; les premières selles, appelées méconium, sont émises dans les 36 heures qui suivent la naissance.

Appareil génito-urinaire

Les premières urines sont émises dans les 24 premières heures. S'assurer de l'absence d'ambiguïté sexuelle en examinant les organes génitaux externes.

Membres

Vérifier l'absence de traumatisme obstétrical (fracture), de malformations. Palper les pouls fémoraux qui doivent être perçus de façon symétrique.

Conduite à tenir IDE

Les gestes systématiques des premières minutes de vie compétence 4

- Sécher le nouveau-né dans un lange stérile : éviter l'hypothermie.
- Évaluer le score d'Apgar à une, cinq et dix minutes.
- Clamper et couper le cordon ombilical stérilement ; compter les vaisseaux ombilicaux (deux artères et une veine).
- Passer une sonde dans une narine jusqu'au pharynx pour éliminer une atrésie des choanes.
- Pousser la sonde jusqu'à l'estomac pour éliminer une atrésie de l'œsophage.
- Aspirer la bouche et le nez si le bébé est encombré, puis le contenu gastrique.
- Examiner le périnée pour s'assurer de l'absence de malformation génitale ou d'imperforation anale.
- Effectuer les mensurations : poids, taille et périmètre crânien.
- Habiller le nouveau-né.
- Désinfection oculaire : une goutte de nitrate d'argent à 1 % dans chaque œil.
- Prévention de la maladie hémorragique du nouveau-né : cinq gouttes de vitamine K1 dans la bouche.
- Identification de l'enfant : fixer au poignet du bébé un bracelet sur lequel sont inscrits ses nom et prénom.
- Mise au sein de l'enfant.

Conduite à tenir IDE

Soins et surveillance du nouveau-né en suites de couche

- Mises au sein fréquentes en montrant à la maman. compétences 3 et 5
- Si l'enfant est nourri par un lait artificiel, éducation de la mère à la préparation du biberon compétences 3 et 5 et noter les quantités bues.
- Noter la présence de méconium, de selles et d'urines.
- Peser l'enfant quotidiennement avant le bain. Il existe une perte de poids physiologique dans les trois premiers jours (5 %). La reprise du poids de naissance a lieu vers le dixième jour.
- Après le bain, démonstration des soins de cordon compétences 3 : désinfection (chlorhexidine), protection par pansement sec.
- Prise de température deux fois par 24 h.
- Au troisième jour de vie, prélèvement en microméthode sur papier buvard pour le dépistage néonatal de certaines maladies (voir fiche 2).
- Administration quotidienne de vitamine D. compétence 3 et 5
- Consigner ces éléments dans le cahier d'observation et signaler toute anomalie : régurgitation, fièvre, anomalie de coloration (ictère, cyanose), etc. compétence 1
- Conseils généraux à la mère avant la sortie de la maternité : ils figurent dans les pages spéciales du carnet de santé qu'il faut lire et commenter avec la maman. compétence 5

2. Alimentation du nourrisson et du petit enfant : les grands principes

Introduction

Une bonne alimentation est nécessaire au bon développement physique et mental de l'enfant. Le repas est un des moments importants de la relation entre la mère et le nourrisson, puis entre les parents et l'enfant plus grand.

Le lait : aliment unique jusqu'à six mois

Le lait maternel

Il est parfaitement adapté aux besoins du nourrisson (il permet de couvrir tous les besoins nutritionnels jusqu'à l'âge de six mois), et l'on doit faire sa promotion auprès des jeunes mamans. Il contient des protéines dont les qualités sont variées (immunoglobulines : défense contre les infections, facteurs de croissance, enzymes, etc.), des graisses, sucres, vitamines et oligoéléments parfaitement adaptés aux besoins du bébé. Le lait maternel change de composition avec l'âge de l'enfant : colostrum (liquide jaune plus riche en protéines et moins riche en graisses que le lait maternel) pendant les trois premiers jours, puis lait de transition, et enfin lait définitif.
Le nouveau-né doit être mis au sein dès la première heure qui suit la naissance. En plus de la supplémentation habituelle en vitamine D (1 000 UI/j) et fluor (0,25 mg/j), un nourrisson nourri exclusivement au sein doit recevoir de la vitamine K1 (2 mg/semaine) pour prévenir le risque d'hémorragies. À côté de ses qualités nutritionnelles, le lait maternel est un élément fort de la relation mère-enfant.

Les laits artificiels pour nourrissons

Ils ont une composition nutritionnelle qui se rapproche de celle du lait maternel. Le lait dit premier âge (ou préparation pour nourrisson) convient de la naissance à six mois, et le lait dit deuxième âge (ou lait de suite) – enrichi en fer – est adapté de six mois à un an. Ces laits se présentent sous forme de poudre et se reconstituent à raison d'une cuillère-mesure pour 30 ml d'eau (eau minérale pauvre en sels

minéraux ou du robinet; pas de stérilisation des biberons mais règles rigoureuses d'hygiène). Deux compléments nutritionnels sont nécessaires, la vitamine D (400–800 UI/j) et le fluor (0,25 mg/j).
La quantité de lait que doit recevoir un nourrisson est approchée par la formule suivante :
Volume quotidien (ml) = [(Poids de l'enfant (g)/10) + 250 ± 100]
Exemple. Nourrisson de 8 kg : volume quotidien = de 950 à 1 150 ml/j.

En pratique

Le nouveau-né reçoit six à sept tétées par jour.
- Augmenter progressivement pendant la première semaine :
  - de 6 à 7 × 20 ml/j le premier jour,
  - à 6 à 7 × 70 ml/j à la fin de la première semaine.
- Puis augmenter de 10 ml par biberon et par semaine :
  - jusqu'à 6 × 110 ml/j au début du deuxième mois,
  - et 6 × 120 ml/j à deux mois.
- Vers la fin du troisième mois : cinq biberons de 150 ml/j.

Les quantités sont ensuite à adapter à la demande de l'enfant, une bonne croissance staturo-pondérale étant le garant d'une alimentation bien menée.

La diversification : à partir de six mois

Il s'agit de la phase de transition alimentaire entre l'alimentation lactée exclusive et une alimentation type adulte. L'immaturité des systèmes digestif et rénal et la majoration des risques allergiques sont des arguments plaidant contre une diversification précoce (avant six mois). La diversification consiste à introduire progressivement d'autres aliments que le lait (qui ne couvre plus à lui seul les besoins nutritionnels du nourrisson après six mois).
Durant la diversification et jusqu'à trois ans, l'alimentation devra toujours comporter au moins l'équivalent de 500 ml de lait par jour (lait de suite jusqu'à un an, puis lait de suite ou de croissance entre un et trois ans). En raison de sa forte teneur en protéines et de sa pauvreté en fer et en acides gras essentiels, le lait de vache n'est pas recommandé avant l'âge de trois ans, et seul le lait entier est conseillé.

Règles de la diversification

- L'ordre des aliments importe peu; il est à adapter aux goûts et réactions du bébé.
- Commencer par donner quelques cuillères à café de légumes ou de fruits avant ou après le biberon, ou dans celui-ci.

- Introduire les aliments un à un sans se laisser rebuter par un refus de l'enfant (proposer à nouveau l'aliment quelques jours après).
- Remplir les biberons en prévoyant plus que la consommation habituelle afin de laisser le bébé se réguler ; ne pas le forcer à finir.
- La seule boisson autorisée au cours du repas est l'eau pure.
- Ne pas ajouter de sel aux aliments industriels.

Après l'âge d'un an

- Éviter boissons sucrées, fritures et sucreries, l'excès de sel.
- Maintenir un apport suffisant de légumes et de fruits.
- Un laitage par repas – règle des 500 ml de lait minimum par jour.
- Maintien d'un petit-déjeuner qualitativement et quantitativement suffisant.

Conduite à tenir IDE

Allaitement

Conduite et hygiène de l'allaitement – conseils à la mère compétences 3 et 5

- Nettoyage du mamelon à l'eau bouillie, sans antiseptique ni alcool, avant la tétée.
- Tétée courte (moins de quinze minutes).
- Début de la tétée par un sein différent.
- Faciliter les premières succions par quelques pressions de l'aréole.
- Donner si possible les deux seins à chaque tétée sans s'inquiéter si l'enfant ne prend pas bien le second.
- Après chaque tétée, nettoyage des mamelons et aréoles à l'eau pour éviter la macération de lait dans les plis à l'origine des crevasses.
- Protéger les mamelons entre les tétées par une gaze stérile.

Allaitement en pratique – conseils à la mère compétences 3 et 5

- Il est recommandé de pratiquer l'allaitement à la demande.
- Au départ six à huit tétées espacées de 2 h 30 à 4 h.
- La variabilité des horaires et du nombre de tétées dépend de la rapidité d'installation du rythme nycthéméral et du sommeil nocturne prolongé.
- À l'âge de quatre à huit semaines, l'enfant a en règle cinq à six tétées assez régulières, et une durée de sommeil nocturne de 8 h continues.
- Il ne faut pas abusivement considérer que chaque pleur de l'enfant signifie qu'il a faim et le mettre au sein toutes les demi-heures.
- Il est inutile de peser l'enfant avant et après chaque tétée pour juger de la quantité bue, il suffit de s'assurer d'une prise de poids normale (20 à 30 grammes par jour).

3. Prématurité

C'est, avec le retard de croissance intra-utérin, une cause fréquente d'hospitalisation en néonatalogie.

Définition et épidémiologie

Est prématuré un nouveau-né dont l'âge gestationnel est inférieur à 37 semaines de grossesse comptées à partir du premier jour des dernières règles (semaines d'aménorrhée [SA]). La fréquence de la prématurité a pu diminuer grâce à l'amélioration du suivi des grossesses et de la prise en charge des menaces d'accouchement prématuré (MAP). Cependant, l'augmentation des grossesses multiples (liée à l'augmentation de la procréation médicalement assistée) est un des facteurs à l'origine du maintien d'un taux de prématurité non négligeable (5 % des grossesses). Le principal problème est celui des très grands prématurés (poids de naissance < 1 000 g), dont le pronostic est mauvais (40 % de mortalité et 20 % de séquelles, en particulier neurologiques).

Causes

Dans 40 % des cas, aucune cause n'est retrouvée.

Facteurs maternels

- Conditions socio-économiques défavorables (25 %).
- Pathologie maternelle chronique (diabète, néphropathie, etc.).
- Obésité.
- Âge < 18 ans ou > 35 ans.
- Tabagisme.
- Infections (urinaire à *Escherichia coli*, cervico-vaginale à streptocoque B, listériose).

Facteurs obstétricaux

- Grossesses multiples (20 %).
- Anomalies utérines : malformation, infection (endométrite), béance cervicale.
- Causes placentaires : placenta bas inséré (prævia), hématome rétroplacentaire, hydramnios.

Causes fœtales

- Anomalies chromosomiques.
- Malformations autres.

Prématurité « médicalisée »

Prématurité «médicalisée» pour sauvetage maternel et/ou fœtal : toxémie gravidique, souffrance fœtale aiguë (définie comme toute situation à risque d'anoxie pour le fœtus), etc.

Naissance de l'enfant prématuré

Elle a lieu en milieu spécialisé en présence du pédiatre néonatalogiste avec le matériel de réanimation nécessaire.

Risques spécifiques à la prématurité et prise en charge en néonatalogie

Les risques spécifiques à la prématurité sont d'autant plus sévères que le degré de prématurité est important.

Hypothermie

C'est l'un des principaux risques. Elle entraîne un risque de lésions cérébrales secondaires et impose de pratiquer les premiers soins sur table chauffante puis de mettre l'enfant dans un incubateur préchauffé.

Pathologies respiratoires

- Retard de résorption du liquide pulmonaire : le plus souvent au décours des naissances par césarienne; polypnée transitoire.
- Maladies des membranes hyalines. Tableau de détresse respiratoire chez les moins de 36 SA. Le traitement préventif est l'administration de corticoïdes chez la mère en cas de MAP avant 34 semaines. L'administration intratrachéale précoce de surfactant et la ventilation assistée à haute fréquence (OHF) ont amélioré son pronostic. Le risque est l'installation d'une pathologie respiratoire chronique appelée dysplasie broncho-pulmonaire.
- Apnées-bradycardies.

Lésions cérébrales

Hémorragies et/ou ramollissement (leucomalacie) du cerveau.

Lésions digestives

Dominées par l'entérocolite ulcéronécrosante suspectée devant une altération de l'état du bébé (teint gris, apnées-bradycardies), un ballonnement abdominal, des vomissements, des rectorragies. C'est un tableau d'occlusion digestive dans un contexte septique. Elle impose un arrêt prolongé de toute alimentation entérale, une antibiothérapie intraveineuse et parfois une intervention chirurgicale.

Par ailleurs, chez tous les nouveau-nés, l'immaturité de la succion-déglutition (jusqu'à 35 SA) impose jusqu'à cette date une alimentation entérale sur sonde nasogastrique.

Risques infectieux

Imposent des règles d'asepsie rigoureuses.

Anomalies hématologiques

Anémie du prématuré.

Risques métaboliques

Hypocalcémie, hypoglycémie.

Sortie et devenir du prématuré

Le retour au domicile a lieu en général au terme de 36 SA. On a souvent recours à l'aide des puéricultrices de la PMI.
Les séquelles de la prématurité sont multiples, et intéressent principalement les enfants nés avant 32 SA :
- séquelles neurologiques : infirmité motrice cérébrale ;
- séquelles cognitives : retard scolaire, difficultés de concentration, troubles de l'attention ;
- séquelles sensorielles :
  - visuelles : myopie, strabisme,
  - auditives : surdité.

4. Retard de croissance intra-utérin (RCIU)

Définition

Poids de naissance rapporté à l'âge gestationnel inférieur au 10e percentile. Donc, par définition, la fréquence du RCIU est de 10 % des naissances. Le RCIU est dit sévère si le poids est inférieur au 3e percentile. On parle de RCIU dysharmonieux lorsque les valeurs de la taille et du périmètre crânien sont normales pour l'âge gestationnel (la croissance fœtale a été perturbée tardivement, après 30 SA), et de RCIU harmonieux lorsque le retentissement est homogène sur les trois paramètres (la croissance fœtale a été perturbée de façon précoce, avant 26 SA).

Causes

Dans 30 % des cas aucune cause n'est retrouvée.

Causes maternelles

- Mauvais état nutritionnel.
- Hypoxie chronique.
- Maladies vasculo-rénales.
- Tabac, alcool, médicaments.

Causes utéro-placentaires

- Toxémie gravidique.
- Grossesses multiples.
- Malformations utérines.
- Insuffisance placentaire.

Causes fœtales

- Embryofœtopathies (CMV).
- Malformations (génétiques).

Risques et prise en charge

La prise en charge est globalement la même que celle des prématurés, et le risque est dominé par le « trépied » hypothermie, hypoglycémie, hypocalcémie.

Conduite à tenir IDE

Soins aux nouveau-nés en néonatalogie

- Lutte contre l'hypothermie compétence 4 : table chauffante puis incubateur préchauffé et préréglé (33 à 35 °C).
- Prévention des infections compétence 5 : règles rigoureuses d'asepsie même en situation d'urgence :
  - lavage des mains, surblouse;
  - désinfection quotidienne de l'incubateur et renouvellement de l'eau;
  - circuit de soins : utilisation d'un hublot pour entrer le matériel propre et sortie du matériel sale par l'autre hublot.
- Appliquer la prescription médicale et participer aux manœuvres de réanimation. compétence 4
- Surveillance clinique régulière du nouveau-né afin de déceler toute modification de son état compétence 1 :
  - rythme respiratoire et signes de détresse respiratoire (tirage sous-costal, battement des ailes du nez, respiration abdominale, geignement expiratoire);
  - coloration : cyanose, pâleur;
  - troubles digestifs : diarrhée, rectorragies, vomissements;
  - comportement et cri;
  - diurèse;
  - température;
  - poids : quotidien.
- Accueil chaleureux des parents avec explications précises. compétence 6

5. Traumatismes obstétricaux

Définition et physiologie

Par « traumatismes obstétricaux », on entend toutes les situations néonatales qui sont la conséquence d'un accouchement difficile ou d'une grossesse pathologique; l'effet le plus classique est la « souffrance fœtale aiguë », terme impropre qui devrait être remplacé par celui d'asphyxie néonatale.

Souffrance fœtale aiguë ou asphyxie néonatale

Accouchement difficile

Perturbation de la qualité des échanges placentaires materno-fœtaux entraînant une asphyxie fœtale avec hypoxie (suspectée sur deux éléments principaux : émission de méconium dans le liquide amniotique et des anomalies du rythme cardiaque fœtal) et risque d'ischémie cérébrale. Le danger d'anoxie (dont le degré de sévérité est directement corrélé au degré d'acidose métabolique) persiste après l'accouchement, d'où la nécessité d'une réanimation néonatale adaptée.

Causes

- Pathologies maternelles : anémie, infection, néphropathie.
- Anomalies placentaires : placenta prævia, hématome rétroplacentaire.
- Anomalies du cordon : procidence, circulaire serrée.
- Causes fœtales : prématurité, RCIU.
- Anomalies mécaniques : disproportion fœto-pelvienne, rétention tête dernière lors d'un accouchement par le siège.

Conséquences néonatales

Acidose métabolique (pH < 7,15); Apgar ≤ 3 à la cinquième minute de vie; désordres neurologiques précoces : hypotonie, coma, convulsions, signes de défaillance d'organes.

Autres traumatismes fœtaux

- Fractures : clavicule, humérus.
- Paralysie du plexus brachial : c'est une paralysie partielle ou totale du bras et de la main, causée à la naissance par une lésion des nerfs situés à la racine du bras. Visible dès la naissance, elle touche un

nouveau-né sur 2000. Selon la nature des lésions, les récupérations spontanées sont totales (disparition de la paralysie), partielles ou nulles (paralysie définitive, partielle ou totale).

- Paralysie faciale.

6. Infections néonatales

Les pathologies néonatales sont dominées par les infections et l'ictère. Les premières doivent être suspectées devant des signes non spécifiques qu'il faudra savoir repérer pour alerter le médecin.
- Fréquence : 1 à 4 % des nouveau-nés.
- Sévères : 10 % de mortalité.
- Une crainte : la méningite néonatale.

Infections materno-fœtales

La transmission a lieu avant ou pendant l'accouchement, soit par voie hématogène transplacentaire, soit par voie ascendante après rupture prématurée des membranes, soit lors du passage de la filière génitale.

Infections bactériennes

Les plus fréquentes sont les infections bactériennes, avec trois principaux germes : streptocoque B, *Escherichia coli* et *Listeria monocytogenes*.
Les signes cliniques sont le plus souvent frustes et non spécifiques (hyper- ou hypothermie, teint gris, bébé geignard, apnées, refus de boire, vomissement, cri faible), mais peuvent plus rarement réaliser un tableau septicémique typique (avec hépatosplénomégalie, purpura et troubles de conscience). Ils apparaissent en règle dans la première semaine. Les prélèvements à réaliser en urgence sont : des *hémocultures*, un *examen cytobactériologique des urines* et une *ponction lombaire*.
Le traitement antibiotique est à débuter sans attendre les résultats : triple antibiothérapie (céphalosporine de troisième génération + amoxicilline + aminosides) par voie intraveineuse.

Infections virales

Les infections virales sont plus rares, et dominées par l'herpès qui peut réaliser un tableau sévère avec notamment une insuffisance hépatocellulaire. Le traitement est l'aciclovir par voie intraveineuse.

Infections parasitaires

Les infections parasitaires sont représentées principalement par la toxoplasmose dont la fréquence a diminué grâce aux mesures préventives.

pédiatrie

Infections postnatales

Elles sont contractées après la naissance. Le risque est surtout celui d'infections iatrogènes chez le nouveau-né hospitalisé – d'où l'importance des règles rigoureuses d'asepsie. Les germes principaux sont les staphylocoques, les entérobactéries et les champignons (muguet buccal).

Conduite à tenir IDE

Face à une infection néonatale

- Prévenir le médecin devant tout nouveau-né présentant des signes évocateurs d'infection (recensés ci-dessus). compétence 1
- Vérifier la température, le pouls et la pression artérielle. compétence 1
- Mettre en place un scope si ce n'est pas déjà fait. compétence 1
- Hémocultures à faire au moment des pics de fièvre. compétence 1

7. Ictère néonatal

Définition

Pigmentation jaune de la peau et des muqueuses par la bilirubine, pigment provenant de la dégradation de l'hémoglobine, libéré par destruction des globules rouges.

- Fréquent : un nouveau-né sur deux.
- Pathologique si précoce (avant le deuxième jour) ou prolongé (après le dixième jour).

Physiopathologie

L'ictère résulte d'une élévation du taux de bilirubine dans le sang. La bilirubine est conjuguée dans le foie puis excrétée par la bile dans le tube digestif; ensuite elle est en partie éliminée dans les selles et en partie réabsorbée dans le sang pour être éliminée dans les urines. Chez le nouveau-né, notamment le prématuré, l'immaturité du système de conjugaison, et l'hyperhémolyse physiologique sont les deux facteurs à l'origine de l'ictère physiologique (lié à une accumulation de bilirubine libre) qui apparaît après le deuxième jour et disparaît avant le dixième. À côté de l'ictère physiologique, les ictères pathologiques sont pour la plupart à bilirubine libre par hyperhémolyse avec un risque d'ictère nucléaire (toxicité de la bilirubine libre pour les noyaux gris centraux : maladie neurologique grave).

Causes

Ictères hémolytiques

- Incompatibilités sanguines fœto-maternelles. L'incompatibilité Rhésus est devenue rare depuis la mise en place des mesures préventives visant à détruire rapidement les globules rouges Rhésus positif (avant qu'ils aient pu donner lieu à une immunisation) passés du fœtus à la mère dans toutes les situations à risque chez une mère Rhésus négatif. L'incompatibilité ABO est moins grave et ne donne jamais lieu, contrairement à la précédente, à des manifestations anténatales (anasarque fœto-placentaire).
- Fragilités constitutionnelles des globules rouges : groupe des *hémoglobinopathies*.
- Ictère par résorption sanguine d'hématomes.

Ictères par défaut de conjugaison

- Ictère physiologique.
- Ictère au lait de mère.
- Maladies génétiques : Crigler-Najjar.

Ictères par atteinte hépatique : à bilirubine mixte ou à prédominance conjuguée

- Infection : septicémie, hépatite, infection urinaire.
- Plus rarement : hypothyroïdie, galactosémie.
- Atrésie des voies biliaires : pathologie malformative, ictère à bilirubine conjuguée.

Conduite à tenir IDE

Face à un ictère

- Le reconnaître : « jaunisse » ; penser à regarder les conjonctives. compétence 1
- Préciser l'aspect des urines et des selles compétence 1 : des urines foncées avec des selles décolorées orientent vers une cholestase et doivent faire évoquer une atrésie des voies biliaires.
- Rechercher des signes associés compétence 1 : infection, pâleur, hépatosplénomégalie.
- Vérifier le groupe sanguin de la mère et de l'enfant.

☛ *Prévention de l'ictère : la photothérapie*

- But : faire baisser le taux de bilirubine libre pour prévenir l'ictère nucléaire.
- Principes : exposition de l'enfant à une lumière bleue dont le rayonnement favorise la dégradation de la bilirubine en photodérivés non toxiques.
- Surveillance :
  - protéger les yeux de l'enfant, compétence 1
  - surveiller régulièrement la température de l'enfant,
  - augmenter la ration hydrique quotidienne de 15 % en raison du risque de déshydratation. compétence 4

8. Fièvre ou hyperthermie

Définition

Élévation de la température à 38 °C ou plus ; symptôme très fréquent, accompagnant de nombreuses pathologies infectieuses.

Causes

- Infections présumées virales, bénignes : très fréquentes ; la fièvre est parfois associée à une éruption cutanée.
- Infections plus sévères, en général bactériennes : méningite, pyélonéphrite, pneumopathie, etc.
- Fièvres non infectieuses : maladies de système, hémopathies, maladie de Kawasaki, etc.

☛ *En cas de fièvre isolée du nourrisson*

Penser à une infection urinaire : contrôle de la bandelette réactive sur urines fraîches. *compétence 4*

Complications

- Convulsions fébriles : surviennent entre dix-huit mois et cinq ans et traduisent en général une simple susceptibilité plus importante à la fièvre.
- Exceptionnel syndrome d'hyperthermie majeure : défaillance multiviscérale avec hyperthermie > 42 °C.

Conduite à tenir IDE

Surveillance et traitement de la fièvre

- Prise de température compétence 1 : si possible à l'aide d'un thermomètre rectal chez le nourrisson ; un thermomètre tympanique est utilisable à partir de trois ans.
- La prise en charge de la fièvre demande avant tout une recherche de la cause, qui permet parfois un traitement spécifique.
- Le traitement symptomatique de la fièvre (discuté dès lors que la température centrale est supérieure à 38,5 °C) vise l'amélioration du confort de l'enfant, associant mesures physiques et médicaments antipyrétiques. compétence 4
  - Les mesures physiques comprennent boissons fréquentes et vêtements légers, sans dénuder l'enfant lorsque la température est en phase d'ascension.
  - Le traitement antipyrétique conduit à privilégier le paracétamol en monothérapie, à la dose de 15 mg/kg/prise toutes les 6 h pendant 24 h en systématique, puis pour une durée fonction de l'évolution de la température et de l'état général de l'enfant. L'ibuprofène et l'aspirine ne sont pas indiqués en première intention.

9. Convulsions

Définitions

Convulsion

Phénomène moteur, paroxystique et involontaire, conséquence d'une décharge électrique synchronisée des neurones. Une convulsion peut être occasionnelle, c'est-à-dire déclenchée par un évènement aigu (par exemple la fièvre), ou être la manifestation aiguë d'une maladie neurologique appelée épilepsie; la convulsion est alors appelée crise d'épilepsie.

Épilepsie

Maladie neurologique chronique caractérisée par la survenue répétitive chez un patient donné de crises d'épilepsie.

Contexte

Chez le nourrisson, 50 % des crises convulsives sont des convulsions fébriles simples.
Autres causes de convulsions occasionnelles à connaître :
- méningites et encéphalites;
- hypoglycémie, hypocalcémie, hypomagnésémie;
- déshydratation;
- tumeur cérébrale.

Complications

L'état de mal convulsif, défini par une crise rebelle ne cédant pas au-delà de trente minutes ou des crises se succédant de façon subintrante plus de trente minutes. Le risque est celui de lésions cérébrales par hypoxie.

Conduite à tenir IDE

Convulsions

- Faire le diagnostic et noter l'heure de début, prévenir le médecin. *compétence 1*
- Coucher l'enfant en position latérale de sécurité. *compétence 4*
- Désobstruer les voies aériennes supérieures. *compétence 4*
- Si l'enfant convulse toujours après trois minutes, préparer le diazépam (*Valium*, ampoules pour solution injectable 10 mg = 2 ml) 0,5 mg/kg, pour se préparer à l'administrer rapidement, sur prescription médicale. *compétence 4* L'administration se fait par voie intrarectale (IR) en adaptant une canule spéciale pour injection IR au bout de la seringue.
- Noter la durée de la crise. *compétence 1*
- Prendre la température *compétence 1* et faire une glycémie capillaire, sur prescription médicale. *compétence 4*

10. Vomissements du nourrisson

Définition

Rejet par la bouche de tout ou partie du contenu de l'estomac; à distinguer des régurgitations qui correspondent à un rejet d'une petite quantité de lait après le repas de façon passive sans effort de vomissement.

Contexte

Chez le nourrisson, la première cause de vomissement est le reflux gastrœsophagien (RGO).

Vomissements accidentels

Des vomissements accidentels traduisent une pathologie aiguë pouvant être :
- médicale : gastro-entérite, bronchiolite, infection urinaire, méningite, hépatite, intoxication médicamenteuse, etc.;
- chirurgicale : traumatisme crânien, toutes les causes d'hypertension intracrânienne, invagination intestinale, sténose hypertrophique du pylore, occlusion.

Vomissements habituels (récurrents) : le RGO

Définition et physiopathologie

Il s'agit d'une contamination rétrograde de l'œsophage par le contenu alimentaire ou muqueux de l'estomac; c'est un phénomène physiologique chez le jeune nourrisson, lié à l'immaturité du sphincter inférieur de l'œsophage (qui est hypotonique).

Signes cliniques

Le RGO prédomine en postprandial immédiat et se traduit par des régurgitations voire des vomissements.
Les vomissements peuvent être douloureux, évoquant alors une complication : l'œsophagite. Chez le nourrisson, elle se traduit par des douleurs per- et/ou postprandiales exprimées par des pleurs, des tortillements. Chez l'enfant plus grand, elle se traduit par une dysphagie (déglutition difficile et/ou douloureuse) ou une douleur rétrosternale ascendante.

Le risque d'une œsophagite est le saignement (extériorisé par des vomissements sanglants ou hématémèse), imposant une fibroscopie digestive. Les manifestations extra-digestives du RGO sont ORL (laryngites à répétition), neurologiques (malaises) et respiratoires (bronchites, asthme).

Traitement

RGO simple

- Épaissir le lait.
- Fractionner les repas.
- Coucher l'enfant en proclive dorsal à 45°.

RGO avec complication

- Un inhibiteur de la pompe à protons (oméprazole) par voie orale est utilisé en plus des mesures précédentes,
- Le traitement chirurgical est réservé aux formes rebelles ou à des terrains particuliers.

Vomissements récurrents : autres étiologies

- Erreurs diététiques : elles peuvent être quantitatives (biberons trop abondants) ou qualitatives (introduction d'aliments non adaptés pour l'âge).
- Allergie aux protéines du lait de vache.
- Certaines maladies héréditaires du métabolisme.

11. Acétonurie

Définition

Élimination urinaire de corps cétoniques mis en évidence au moyen de bandelettes réactives. Les corps cétoniques sont produits par le foie à partir des acides gras au cours du jeûne prolongé et utilisés notamment par le cerveau afin d'« épargner » le glucose.

Cause

Si l'acétonurie s'accompagne d'une acidose avec hyperglycémie et glycosurie, il s'agit le plus souvent d'une acidocétose au cours d'un diabète insulinodépendant. Certaines maladies héréditaires rares appartenant au groupe des maladies métaboliques peuvent s'accompagner d'acétonurie. En général, celle-ci n'est pas isolée et peut être associée à une hypoglycémie, une acidose.

12. Diarrhée aiguë du nourrisson

Deuxième cause de morbidité pédiatrique après les infections respiratoires. Le risque est la déshydratation, et le but du traitement est la prévention de celle-ci par la réhydratation orale.

☛ Les règles simples de réhydratation orale sont à connaître car une diarrhée peut tuer.

Définition

La diarrhée aiguë est définie par l'augmentation brutale de la fréquence et du volume des selles depuis moins de trois jours. La diarrhée est en outre définie différemment selon l'âge et l'alimentation de l'enfant :
- le nourrisson alimenté au sein a une selle molle, grumeleuse, jaune d'or après chaque tétée;
- le nourrisson alimenté au lait artificiel fait deux à trois selles pâteuses tous les jours;
- le nourrisson dont l'alimentation est diversifiée fait une à deux selles par jour.

Causes

Dans la majorité des cas, l'association d'une diarrhée et de vomissements réalise la gastro-entérite aiguë; elle est due en général à une infection par le *rotavirus*, qui est source d'épidémies. Une diarrhée glairo-sanglante accompagnée d'une fièvre doit faire craindre une cause bactérienne dite entéro-invasive, et peut nécessiter une antibiothérapie.

Conduite à tenir et traitement

Il faut peser l'enfant et calculer le *pourcentage de déshydratation*

$$= \frac{\text{dernier poids connu} - \text{poids actuel}}{\text{dernier poids connu}} \times 100.$$

Réhydratation

Voie veineuse

La voie veineuse est indiquée en cas de vomissements incoercibles, échec de la réhydratation orale et/ou troubles de conscience empêchant toute réhydratation orale. En cas de signes de collapsus (temps de recoloration cutanée dépassant trois secondes, marbrures cutanées, tachycardie, hypotension artérielle), il faut faire un « remplissage » par du sérum physiologique (NaCl 9 %) : 20 ml/kg à passer en IV sur vingt minutes ; puis, si l'état clinique le permet, on peut prendre le relais par la réhydratation orale.

Réhydratation orale

La réhydratation orale est le meilleur traitement curatif et préventif de la déshydratation. Elle repose sur l'utilisation de solutions commerciales ou sels de réhydratation orale (SRO), dont la composition en glucose et électrolytes est voisine de celle du liquide perdu par la diarrhée. Il faut expliquer aux parents le mode de préparation (dilution d'un sachet dans 200 ml d'eau), le principe d'action (compenser volume à volume les pertes en eau et « ions » du liquide de diarrhée), et le mode d'administration (proposer à boire à volonté 30 ml par 30 ml, sans forcer, tant que persistent les selles liquides).

Réalimentation précoce

La réalimentation précoce est la règle afin de préserver un bon état nutritionnel. Attention, chez l'enfant nourri au lait maternel, l'allaitement ne doit pas être interrompu, et le SRO est proposé entre les tétées. En cas d'allaitement artificiel, après 4 à 6 h de repos digestif (où seule la réhydratation orale est proposée), le lait peut être repris. Avant l'âge de quatre mois, et notamment en cas de diarrhée sévère, on utilisera un hydrolysat de protéines du lait de vache pendant la durée de la diarrhée. Après l'âge de quatre mois, le lait habituel peut être utilisé, et en cas d'alimentation diversifiée, on proposera des aliments antidiarrhéiques (carotte, banane, compote pommes coings, eau de riz, etc.).

Prévention des épidémies à *rotavirus*

- Lavage des mains.
- Chambre seule.
- Surblouses.

13. Déshydratation

Définition

Il s'agit d'une perte d'eau (toujours accompagnée d'une perte d'électrolytes). C'est une situation dangereuse chez le nourrisson car :
– il ne peut pas exprimer sa soif : il dépend des autres pour assurer ses apports hydriques ;
– la surface corporelle est élevée, source de pertes hydriques ;
– les reins ont une immaturité à concentrer les urines ;
– le nourrisson renouvelle le volume de son secteur extracellulaire en deux jours (cinq jours chez l'adulte) – d'où un retentissement préférentiel sur le secteur extracellulaire donc sur la volémie.

Causes

– Digestives : la diarrhée est de loin la cause de déshydratation du nourrisson la plus fréquente ; les éventuels vomissements aggravent les pertes hydriques.
– Endocriniennes : insuffisance surrénale, diabète sucré.
– Rénales : diabète insipide.

Signes cliniques

– Dans tous les cas : *perte de poids*.
Les autres signes sont présents si cette diminution représente plus de 5 % du poids du corps.
– Le plus souvent, déshydratation extracellulaire, avec :
  • pli cutané persistant,
  • yeux cernés/enfoncés,
  • oligoanurie,
  • fontanelle antérieure déprimée.
– Parfois, déshydratation intracellulaire :
  • soif,
  • fièvre,
  • muqueuses sèches.
– Parfois association des deux.
– Signes de gravité :
  • collapsus,
  • coma,
  • convulsions.

Conduite à tenir IDE

Déshydratation : cas particulier de la diarrhée

- Évaluer le degré de déshydratation par la perte de poids et calculer le pourcentage de perte de poids. compétence 1
- Rechercher les signes de gravité compétence 1 (collapsus, vomissements incoercibles, troubles de conscience) qui devront faire poser une voie veineuse en urgence afin de mettre en place une réhydratation IV. compétence 4 La pose de la voie est prioritaire sur les prélèvements sanguins ; en cas d'échec de la pose, prévenir rapidement le médecin compétence 4 qui posera une voie intraosseuse.
- Attention : un nourrisson qui a la diarrhée doit être attentivement surveillé en raison du risque de déshydratation et de ses conséquences potentiellement et rapidement sévères (risque de décès rapide) compétence 1.
- En particulier, il faudra peser l'enfant deux fois par jour, noter le nombre de selles, la quantité de SRO prise et signaler au médecin les points suivants :
  - augmentation de la fréquence des selles malgré la réhydratation orale,
  - perte de poids,
  - vomissements,
  - somnolence et refus du SRO.

Conduite à tenir IDE

Pose, surveillance et ablation d'un cathéter veineux périphérique compétence 4

Matériel

- Plateau nettoyé et décontaminé.
- Gants non stériles.
- Antiseptique.
- Cathéters de deux tailles différentes et obturateurs.
- Protection.
- Garrot propre.
- Pansement occlusif stérile.
- Bandes de protection.
- Compresses stériles.
- Attelle en cas de pose du cathéter dans une zone de flexion.
- Container pour élimination des objets souillés ou coupants.
- Si pose de perfusion :
  - préparation du flacon de soluté avec support,
  - tubulure à perfusion,
  - robinet 3 voies,
  - petits raccords de 10–20 cm,
  - dispositif stérile de protection du robinet.

Technique

- Préparation préalable (en dehors du cadre de l'urgence) :
  - vérification de la prescription médicale,
  - explication du geste à l'enfant et ses parents,
  - installation confortable de l'enfant,
  - prévoir une source lumineuse adéquate,
  - lavage des mains avec savon antiseptique.
- Recherche du site de ponction :
  - protection sous le membre à ponctionner,

Conduite à tenir IDE

- installation de l'infirmière et d'une aide,
- poser le garrot et repérer le trajet de la veine à la palpation et avec les yeux.

• Préparation cutanée du site de ponction :
- désinfection cutanée large, autour de la veine à ponctionner,
- choisir le cathéter intraveineux en fonction des caractéristiques du patient, du calibre de la veine, du type de solution à injecter et du débit prévu de la perfusion.

• Introduction du cathéter et branchement de la perfusion :
- mise des gants,
- tenir le cathéter dans une main, l'autre servant à maintenir le membre à ponctionner en exerçant une légère tension sur la peau,
- introduire le cathéter de biais dans la peau pour atteindre la veine sans la traverser,
- diminuer l'angle d'inclinaison du cathéter jusqu'à ce qu'il soit parallèle à la peau puis pénétrer la veine,
- placer une compresse stérile sous la garde du cathéter pour absorber l'éventuel écoulement de sang,
- observer le reflux,
- enlever le garrot,
- retirer légèrement le mandrin pour pouvoir glisser le cathéter jusqu'à la garde,
- jeter le mandrin dans la boîte à aiguilles,

• Fixation du cathéter à la peau avec des bandelettes de fixation stériles pour cathéter :
- laisser le point d'insertion visible,
- laisser le pas de vis ou l'obturateur accessible.

• Protection du site de ponction :
- compresse stérile à glisser sous le pas de vis de l'obturateur,
- utiliser un pansement occlusif stérile,
- noter la date de la pose du cathéter sur le pansement et dans le dossier de soins.

• Protection des raccords à l'aide d'un dispositif stérile.

Conduite à tenir IDE

- Changement du pansement :
  - systématiquement en cas de souillure,
  - toutes les 24 heures si le point de ponction n'est pas visible.
- Surveillance du point de ponction :
  - au moins une fois par équipe et avant toute manipulation afin de s'assurer de l'absence de signes inflammatoires locaux,
  - palpation : douleur ? induration ?
  - surveillance de la température.
- Remplacement du cathéter :
  - systématiquement toutes les 72 heures en dehors de toute complication,
  - à éviter si c'est la seule voie disponible et que l'enfant est difficile à piquer (décision médicale).

Surveillance

- Vérifier le retour veineux et la bonne perméabilité de la veine.
- Contrôler la bonne fixation du cathéter.
- Surveiller l'absence d'hématome, hémorragie, signes locaux d'infiltration, inflammation, infection, allergie.
- Examen régulier du point de ponction avant toute manipulation : douleur ? œdème ? induration ?
- Température : si une fièvre apparaît associée à des signes d'inflammation locale, nécessité de retirer le cathéter et de le mettre en culture en bactériologie.
- Vérifier le débit de la perfusion.
- Vérifier que la date de pose et les soins de surveillance sont bien consignés dans le dossier et que le délai de pose a été respecté.

☛ ***Points pratiques concernant les perfusions en pédiatrie***

- Le choix du calibre d'une aiguille ou d'un cathéter conditionne le débit de la perfusion.
- Le trajet sous-cutané d'une aiguille ou d'un cathéter doit toujours être accessible au contrôle de la vue.
- Afin de limiter au maximum le risque d'infections nosocomiales, le maniement des robinets et des perfusions doit se faire dans la plus stricte asepsie.

14. Bronchiolite aiguë

Définition

Maladie très fréquente du nourrisson due à une infection virale – en général par le virus respiratoire syncytial (VRS), source d'épidémies hivernales. Il s'agit d'une atteinte des petites bronches appelées bronchioles qui sont bouchées par des sécrétions et siège d'une inflammation locale.

Scénario clinique

Il s'agit en hiver d'un nourrisson qui tousse, respire vite et siffle.
La maladie commence souvent par une rhinite avec fièvre modérée; puis, deux jours plus tard, apparaissent une dyspnée expiratoire sifflante avec polypnée et signes de lutte respiratoire (battement des ailes du nez, tirage intercostal). L'évolution est en général favorable en quelques jours.

Signes de gravité

Signes de gravité à rechercher, et qui motivent l'hospitalisation, au besoin en réanimation :
- âge < trois mois;
- terrain pathologique :
  - cardiopathie,
  - maladie pulmonaire chronique,
  - ancien prématuré de moins de 34 SA;
- difficultés alimentaires;
- pauses respiratoires et apnées;
- signes d'hypercapnie :
  - sueurs,
  - hypertension artérielle;
- troubles de conscience.

Traitement

- Mesures symptomatiques :
  - désobstruction nasale,
  - couchage sur le dos en proclive à 30°,
  - aération correcte de la chambre, pas de tabagisme passif.
- Kinésithérapie respiratoire 1 à 2 fois par jour.
- Fractionnement de l'alimentation en cas de difficultés alimentaires voire nutrition continue sur sonde nasogastrique ou perfusion.

– Les corticoïdes n'ont pas d'indication en première intention.
– Les bronchodilatateurs inhalés n'ont pas d'indication avant l'âge de 6 mois; ils peuvent être essayés après 6 mois le plus souvent au moyen d'une chambre d'inhalation.
– *Oxygène nasal* pour maintenir une saturation en $O_2 > 95$ %.

Conduite à tenir IDE

- Rechercher des signes de gravité. *compétence 1*
- Désobstruction rhinopharyngée *compétence 4* au sérum physiologique 6 à 8 fois par jour notamment avant chaque prise alimentaire avec démonstration aux parents *compétence 5*. Ceci est fondamental car un nourrisson respire principalement par le nez !
- Surveillance rapprochée *compétence 1* :
  - signes de lutte cliniques,
  - constantes (scope) : fréquences respiratoire et cardiaque, saturation, température, pression artérielle.
- Dans tous les cas : mesures d'asepsie rigoureuses (le VRS est très contagieux par proximité et surtout par les mains des soignants) : lavage des mains, surblouse, masque, chambre seule si possible.

15. Rachitisme

Définition

Maladie pédiatrique secondaire à un défaut de minéralisation du squelette en croissance; il est dans la plupart des cas dû à une carence en vitamine D. Parfois, il s'agit d'une autre cause qui peut être une insuffisance rénale ou hépatique, une anomalie du métabolisme du phosphore, ou une anomalie héréditaire du métabolisme de la vitamine D; on parle alors de rachitisme vitaminorésistant.

Physiologie

La source principale de vitamine D est naturelle, et résulte de l'exposition aux UVB solaires, qui au niveau des cellules cutanées transforment un précurseur (dérivé du cholestérol) en vitamine D; celle-ci subit deux hydroxylations successives (foie puis rein) avant de devenir le composé actif. Les principaux effets de la vitamine D sont l'augmentation de l'absorption intestinale et tubulaire du calcium et du phosphore et l'activation de la minéralisation du squelette dans les zones de croissance. Mais les conditions de vie actuelles de l'enfant rendent insuffisante cette production endogène de vitamine D et imposent une supplémentation.

Le rachitisme vitaminosensible : carence en vitamine D

Physiopathologie

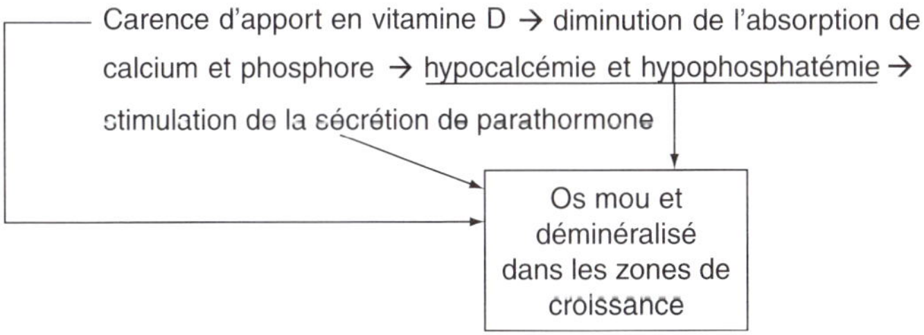

Signes cliniques

On palpe des os mous et déformés au niveau du thorax (extrémités antérieures des côtes) et des poignets; les membres inférieurs sont déformés en parenthèses. Parfois la maladie est révélée par des signes d'hypocalcémie (convulsions).

Signes radiologiques

Ils sont caractéristiques.

Signes biologiques

Calcémie normale ou basse, calciurie abaissée, phosphatémie basse, phosphatases alcalines augmentées, vitamine D (25-OH-D_3) abaissée.

Traitement

Il est avant tout préventif, et consiste en une supplémentation systématique en vitamine D :

- de la naissance à l'âge de deux ans :
  - 1 000 UI/24 h pour les enfants nourris au sein ou au lait de vache,
  - 500 UI/24 h en cas d'utilisation d'un lait artificiel (enrichi en vitamine D) ;
- De deux à six ans : 100 000 UI en une prise orale en novembre et en mars ;
- Au-delà de six ans : rien jusqu'à l'adolescence puis 100 000 UI en novembre et en mars durant la période pubertaire.

Traitement curatif

Dose de charge de 300 000 UI de vitamine D, précédée et accompagnée durant quelques jours d'une supplémentation calcique.

Conduite à tenir IDE

Prévention du rachitisme vitaminosensible compétence 5

Il faut vérifier que tout nourrisson hospitalisé a bien une supplémentation en vitamine D, notamment l'enfant à peau noire, qui doit recevoir une double dose.

16. Maladies génétiques

Il s'agit de maladies dues à une anomalie des gènes, qui sont définis comme le support moléculaire des caractères héréditaires et situés dans le noyau cellulaire sur des chromosomes. L'ensemble des chromosomes constitue l'ADN, support moléculaire de l'hérédité.

Définitions et notions de base

Une maladie génétique peut être héréditaire c'est-à-dire transmise d'une génération à l'autre ou non. Il existe trois groupes de maladies génétiques :
- les maladies monofactorielles (ou *monogéniques*) liées à une anomalie sur un gène donné qui sont héréditaires et transmises d'une génération à l'autre avec une probabilité connue;
- les maladies plurifactorielles, c'est-à-dire auxquelles peuvent prédisposer plusieurs anomalies génétiques en interaction avec des facteurs environnementaux (exemples : asthme, hypertension artérielle);
- les aberrations chromosomiques (modification dans la structure et le nombre des chromosomes), qui sont héritées ou non (accidentelles).

Le mode de transmission des maladies monogéniques peut être :
- *autosomique dominant*, c'est-à-dire que la maladie s'exprime alors qu'une seule copie du gène (situé sur un des 22 autosomes) est mutée;
- *autosomique récessif*, c'est-à-dire que pour que la maladie s'exprime il faut deux copies mutées du gène (une transmise par le père et l'autre par la mère);
- *lié au sexe*, le plus souvent en rapport avec une mutation située sur le chromosome X.

Une anomalie génétique peut aussi ne pas être héritée des parents et survenir *de novo*.

Une maladie génétique n'est pas forcément congénitale (s'exprimant dès la naissance), et vice-versa.

Quelques exemples d'aberrations chromosomiques

Trisomie 21

C'est l'aberration chromosomique la plus fréquente; elle est due à la présence de trois chromosomes 21 dans chaque cellule (au lieu de deux). Elle est rarement héréditaire (par translocation) et le plus souvent accidentelle par non-disjonction des chromosomes au cours de la fabrication des ovocytes chez la femme. La fréquence est d'une naissance sur 600; elle augmente lorsque la mère a plus de 38 ans (risque de 1/50 à 45 ans). Les signes cliniques sont le retard mental (de sévérité variable), une hypotonie, une petite taille, une dysmorphie faciale caractéristique (visage aplati et rond, fentes palpébrales obliques en haut et en dehors). Il peut exister des malformations cardiaques, rénales et digestives. Il n'y a pas de traitement curatif.

X fragile

Maladie liée au chromosome X, elle est la deuxième cause de retard mental génétique, après la trisomie 21 et la première cause de retard mental héréditaire. Elle touche principalement les garçons mais certaines formes atténuées ont été rapportées chez des femmes. Elle est due à une mutation située sur le chromosome X, qu'elle rend « fragile ». C'est une cause génétique d'autisme. On décrit une dysmorphie faciale non spécifique. Il faut l'évoquer de principe devant un garçon présentant un retard mental isolé.

Syndrome de Turner

Concerne des filles dont le caryotype est 45 XO, et s'exprime par une petite taille et une stérilité. Traitement par hormone de croissance et hormones sexuelles.

Exemple d'une maladie mendélienne fréquente : la mucoviscidose

C'est la maladie génétique sévère la plus fréquente; elle concerne une naissance sur 3000. La mise en route précoce du traitement symptomatique améliore le pronostic. Ces deux points ont conduit à proposer un dépistage néonatal systématique. Celui-ci repose sur la mesure de la trypsine immunoréactive (TIR) sur échantillon de sang séché (voir fiche 2), et sur la recherche des trente mutations les plus fréquentes si la TIR est élevée.

Physiopathologie

Elle est la conséquence d'une anomalie de la protéine CFTR (canal chlore situé dans les glandes exocrines); le dysfonctionnement de ce canal aboutit à la fabrication d'un mucus anormalement visqueux et obstructif à l'origine des manifestations cliniques (variables d'un patient à l'autre).

Signes cliniques

Manifestations respiratoires

Responsables de 90 % de la morbi-mortalité :
- initialement : toux;
- puis infections à répétition;
- puis insuffisance respiratoire chronique.

Manifestations digestives

- Insuffisance pancréatique exocrine : elle s'exprime par une diarrhée chronique de malabsorption (selles graisseuses) chez un nourrisson dont le poids stagne.
- Intestinales : occlusion basse (*iléus méconial*), mode de révélation fréquent chez le nouveau-né; prolapsus rectal chez le nourrisson.
- Reflux gastrœsophagien.

Manifestations hépatobiliaires

- Ictère néonatal prolongé (cholestase = ictère à bilirubine conjuguée).
- Cirrhose biliaire pouvant nécessiter une transplantation du foie.

Manifestations génitales

Stérilité masculine.

Manifestations endocrines

Diabète par atteinte du pancréas endocrine chez l'adolescent.

Diagnostic

Il repose sur l'élévation du chlore sudoral mesuré par le *test de la sueur*. L'évolution est variable d'un patient à l'autre; le pronostic est à l'atteinte respiratoire dont le traitement symptomatique ralentit l'évolution. L'espérance de vie actuelle est supérieure à trente ans.

Traitement

Il est symptomatique et multidisciplinaire :
- prise en charge digestive et nutritionnelle;
- respiratoire :
  - kinésithérapie respiratoire : point fort du traitement, elle assure le drainage des sécrétions évitant ainsi les surinfections,
  - antibiothérapie,
  - transplantation pulmonaire : dans les atteintes respiratoires très avancées ne répondant plus au traitement médical.

17. Urgences chirurgicales

Urgences abdominales

Hernie inguinale étranglée

- Concerne quasiment exclusivement le garçon.
- Hernie inguinale : persistance du canal péritonéo-vaginal par lequel s'engage une anse intestinale; on palpe une tuméfaction dans le creux inguinal, impulsive à la toux et réductible (c'est-à-dire que l'on parvient à la faire disparaître en appuyant dessus).
- Étranglement : accident fréquent et parfois révélateur de la hernie, qui se traduit par une tuméfaction douloureuse et irréductible avec des signes occlusifs (vomissements, arrêt des matières et des gaz).
- Le traitement est soit la réduction manuelle (toujours effectuée par un chirurgien) soit une intervention chirurgicale (signes occlusifs, étranglement > 12 h, échec de la réduction manuelle).
- Cas particulier de la hernie de l'ovaire chez la fillette.

Invagination intestinale aiguë

- Pénétration en « doigt de gant » d'un segment intestinal dans le segment digestif sous-jacent.
- Concerne le nourrisson (le plus souvent de deux mois à deux ans) avec un pic à neuf mois.
- Tableau d'occlusion du nourrisson, urgence chirurgicale.
- Signes cliniques : crises de pleurs avec accès de pâleur se répétant après un intervalle libre où l'enfant semble tout à fait normal; vomissements fréquents.
- Les rectorragies sont un signe de souffrance digestive (signe d'alarme).
- Cas particulier de la forme neurologique où l'enfant est amené pour une grande hypotonie, voire un coma.
- Il faut faire une radiographie d'abdomen sans préparation et une échographie abdominale qui recherchera le boudin d'invagination.
- Le traitement consiste à « désinvaginer » *en urgence* par un lavement opaque réalisé par un radiologue en présence d'un chirurgien; en cas d'échec du lavement opaque ou dans les formes graves, on a recours à une intervention chirurgicale.

Exemples de pathologies orthopédiques : les fractures de membres

Il s'agit de pathologies fréquentes, le plus souvent accidentelles; elles intéressent dans 30 % des cas le tiers inférieur des deux os de l'avant-bras et siègent le plus souvent au niveau métaphysaire, c'est-à-dire dans la zone des cartilages de conjugaison. Le traitement habituel est orthopédique (par un plâtre); les délais de consolidation sont inférieurs à ceux de l'adulte. Certaines situations nécessitent cependant un traitement chirurgical.

Les fractures de l'enfant sont souvent incomplètes :

- soit fractures en « motte de beurre » avec impaction des fragments l'un dans l'autre;
- soit fractures en « bois vert », qui sont plus fréquentes et posent des problèmes de réduction.

Les fractures-décollements épiphysaires représentent une entité particulière à l'enfant.

☛ *La consultation d'anesthésie*

Elle précède d'au moins 48 h (et de moins de quinze jours) toute intervention chirurgicale programmée (c'est-à-dire non urgente), et a un rôle fondamental :

- explications fournies à l'enfant et/ou ses parents sur la nature de l'intervention et les soins postopératoires;
- évaluer le risque anesthésique : repérer d'éventuelles allergies, des contre-indications à certains produits, évaluer la ou les éventuelles pathologies sous-jacentes, prévoir des examens complémentaires si besoin;
- déterminer la durée du jeûne préanesthésique en fonction de l'âge de l'enfant;
- prescrire une prémédication (en général à base de benzodiazépines).

Conduite à tenir IDE

Départ d'un enfant au bloc

Vérifier :

- autorisation d'opérer datée et signée par les parents **compétence 3**;
- dossier médical complet;
- dossier d'anesthésie.

Conduite à tenir IDE

Immobilisation plâtrée

L'immobilisation plâtrée peut avoir des effets indésirables – le plus important étant, outre l'amyotrophie, le risque de compression cutanée, musculaire, vasculaire et nerveuse, pouvant évoluer vers un syndrome de loge. Pour éviter la survenue de ce syndrome compressif, il faut mettre en place des mesures préventives *compétence 5* et une surveillance rigoureuse. *compétence 4*

Mesures préventives

- Utilisation de gouttière plâtrée.
- Vérifier qu'il n'y a pas de pli sous le plâtre.
- Protéger les zones de fragilité (par exemple le relief des malléoles externes).

Mesures de surveillance

Informer l'enfant et ses parents des signes à rechercher : chaleur et coloration des extrémités, douleurs inhabituelles, signes de déficit moteur (paralysie) ou sensitif (picotements, fourmillements, insensibilité).

18. Malformations congénitales

Définition

Anomalies d'une partie du corps existant à la naissance. Elles sont dues à un trouble du développement durant l'embryogenèse (deux premiers mois de la vie intra-utérine). Une malformation peut être héréditaire ou acquise. La fréquence des malformations repérables à la naissance est de 2 %. Elles sont responsables d'une part non négligeable de la morbi-mortalité néonatale et infantile. La cause n'est identifiée que dans 35 % des cas :
- 20 % : maladie génétique ;
- 10 % : aberration chromosomique ;
- 5 % : embryopathie d'origine infectieuse (rubéole, CMV, toxoplasme), toxique (alcool, médicaments), ou conséquence d'une maladie métabolique maternelle (diabète, phénylcétonurie).

L'association de plusieurs malformations est appelée *syndrome polymalformatif*. Le dépistage et la prise en charge précoce des malformations ont été transformés par les progrès de l'échographie et du diagnostic anténatal.

Malformations digestives

Atrésie de l'œsophage

- Fréquence : une naissance sur 4000.
- Définition : interruption de l'œsophage dans son trajet intrathoracique, le plus souvent associée à une communication entre œsophage et trachée appelée fistule trachéo-œsophagienne.
- Diagnostic : parfois à l'échographie anténatale (excès de liquide amniotique ou *hydramnios*), ou à la naissance, par le passage systématique d'une sonde dans le nez qui en cas d'atrésie bute sur le cul-de-sac supérieur de l'œsophage.
- Traitement : intervention chirurgicale : rétablissement de la continuité œsophagienne.

Occlusions néonatales

- Obstacle du tube digestif empêchant le transit intestinal.

pédiatrie

– Signes d'appel : vomissements bilieux, absence d'émission du méconium dans les vingt-quatre premières heures, ballonnement abdominal.
– Causes : atrésies et sténoses digestives, maladie de Hirschsprung, mucoviscidose.

Hernie diaphragmatique congénitale

– Fréquence : une naissance sur 2000.
– Défaut de formation (le plus souvent à gauche) du diaphragme, entraînant l'ascension dans le thorax des viscères abdominaux avec non-développement (*hypoplasie*) pulmonaire par compression.
– Maladie sévère : 80 % de mortalité (*in utero* et néonatale).

Omphalocèle

– Anomalie de fermeture de la paroi abdominale; les viscères abdominaux étant recouverts par la membrane amniotique translucide.
– Fréquemment associée à d'autres malformations.

Laparoschisis

– Défaut de fermeture de la paroi abdominale le plus souvent latéralisé à droite d'un ombilic normal par lequel les anses intestinales sont éviscérées dans le liquide amniotique irritant.
– Anomalie isolée.

Malformations cardiaques ou cardiopathies congénitales

– Les malformations cardiaques sont les plus fréquentes des malformations congénitales (8 naissances sur 1000).
– Elles sont multiples, en raison de la complexité du développement embryologique du cœur.
– Dans 80 % des cas, la malformation est isolée; dans 8 % des cas, elle est associée à des malformations congénitales multiples.
– Dans la majorité des cas, aucune cause n'est retrouvée.

Causes connues

– Aberrations chromosomiques (12 %); canal atrioventriculaire et trisomie 21, coarctation de l'aorte et syndrome de Turner
– Toxicité pendant la grossesse (effet « tératogène ») :
  • infection du fœtus par le virus de la rubéole,
  • consommation d'alcool par la mère durant la grossesse,
  • certaines prises médicamenteuses (*Thalidomide*),
  • certaines maladies auto-immunes maternelles comme le lupus,

- le diabète maternel,
- la phénylcétonurie maternelle.

Lorsqu'un enfant est porteur d'une cardiopathie congénitale isolée, le risque de récidive dans la fratrie est de 2 à 4 %

Clinique

On distingue deux classes : les cardiopathies cyanogènes et les cardiopathies non cyanogènes.

Cardiopathies cyanogènes

Il existe un shunt droit-gauche, c'est-à-dire une communication entre les cavités droites (pompant le sang veineux appauvri en oxygène vers les poumons) et gauches (renvoyant le sang enrichi en oxygène vers l'aorte) dont la conséquence est une cyanose. Celle-ci est définie par la coloration bleue de la peau, des ongles et des muqueuses et apparaît à 5 g d'hémoglobine réduite pour 100 mL de sang capillaire moyen, soit une saturation en oxygène se situant vers 80 % (la saturation normale étant supérieure à 96 %).

Cardiopathies non cyanogènes

Elles comprennent toutes les autres cardiopathies.

Manifestations cliniques, diversement associées :

- Souffle cardiaque.
- Cyanose.
- Détresse respiratoire.
- Insuffisance cardiaque.
- Infections respiratoires récidivantes.
- Difficultés alimentaires.
- Retard pondéral.

Cardiopathies congénitales les plus fréquentes

Communication interventriculaire ou CIV

C'est la plus fréquente (20 à 25 % des cardiopathies congénitales). Il s'agit d'une cardiopathie non cyanogène où la communication entre les 2 ventricules provoque à chaque systole une fuite de sang du ventricule gauche (à forte pression) vers le ventricule droit (à plus basse pression). Il en résulte une dilatation des cavités ventriculaires et une hypertrophie de la paroi myocardique. Certaines CIV peuvent se fermer spontanément ou persister sans symptômes alors que d'autres nécessitent une fermeture soit par cathétérisme interventionnel soit par chirurgie.

Autres shunts gauche droit intracardiaques

- Communication interauriculaire (CIA, 5 à 10 % des cardiopathies congénitales).
- Canal atrioventriculaire.
- Retour veineux pulmonaire anormal.

Tétralogie de Fallot

- C'est la cardiopathie cyanogène la plus fréquente (10 % des cardiopathies congénitales).
- Association de 4 anomalies :
  - CIV ;
  - sténose de l'artère pulmonaire ;
  - hypertrophie du ventricule droit (secondaire à la sténose pulmonaire) ;
- dextroposition de l'aorte.
- Traitement : chirurgie cardiaque.

Transposition des gros vaisseaux

- 5 % des cardiopathies congénitales. Elle est plus fréquente chez le garçon.
- L'artère pulmonaire nait du ventricule gauche et l'aorte du ventricule droit. Il en résulte une cardiopathie très cyanogène avec hypoxie sévère des tissus.
- Traitement : intervention chirurgicale de détransposition.

Malformations du système nerveux

Deux exemples : l'hydrocéphalie et le spina-bifida.

L'hydrocéphalie

Il s'agit d'une dilatation progressive des cavités des ventricules cérébraux pouvant se développer *in utero* ou n'apparaître qu'après la naissance; nécessite une surveillance de la croissance du périmètre crânien.

Le spina-bifida

L'absence de fermeture postérieure du canal médullaire (ou spina-bifida) se traduit par une méningocèle isolée (hernie des méninges) ou par une myéloméningocèle (hernie de la moelle épinière et des méninges) avec troubles neurologiques et sphinctériens sévères.

Malformations faciales

Fentes labiales : fentes de la lèvre supérieure pouvant se prolonger sur le palais (fentes labiopalatines). Elles sont fréquentes (1/1 000 naissances). Le traitement chirurgical a d'excellents résultats esthétiques et fonctionnels; les fentes labiales sont corrigées précocement (dans les premiers jours) alors que les fentes palatines sont corrigées vers neuf mois, s'accompagnant parfois de difficultés alimentaires importantes et d'une gêne phonatoire.

Malformations des membres

Absence de membre ou de segment de membre, amputation congénitale, absence de doigts, déformations des pieds, etc.

PARTIE 4

Pédopsychiatrie

19. Le développement affectif de l'enfant normal

L'apport de Freud tient une place à part puisque c'est lui qui a fondé la psychanalyse. Plusieurs de ses concepts concernent le développement de l'enfant : les stades pré-génitaux, le complexe d'Œdipe, etc.

Les stades pré-génitaux

On distingue les stades oral, anal et phallique (ou urétral). Ces stades ne se succèdent pas brutalement les uns aux autres mais se chevauchent. De plus, les dates de durée sont approximatives.

Le stade oral : de 0 à 12 mois

La zone érogène (source de plaisir) du bébé est la bouche. La fonction alimentaire est le lien de la relation symbiotique qui existe entre la mère et son bébé. On parle de relation symbiotique car le bébé ne distingue pas au début le soi du non-soi, le dedans du dehors.

Le stade anal : 2e et 3e année

La zone érogène est la muqueuse de la zone intestinale d'excrétion. Il existe un plaisir auto-érotique (par les selles qui stimulent la zone anale). C'est le stade de l'ambivalence : le bébé considère en effet ses selles comme une monnaie d'échange qu'il peut soit retenir soit expulser. Le bébé accède également à la distinction entre l'intérieur et l'extérieur et entre le soi et le non-soi.

Le stade phallique ou urétral : 3e année

La zone érogène est la zone génitale. Ce stade précède le complexe d'Œdipe. Le plaisir est masturbatoire et urétral (plaisir du laisser-couler). La curiosité sexuelle se manifeste, l'enfant découvre l'absence/la présence du pénis. Il va élaborer des théories infantiles sur la naissance des bébés et sur la différence des sexes.

Le complexe d'Œdipe

Il s'agit d'une expérience psychique *inconsciente* vécue vers l'âge de 4–7 ans où l'enfant va reconnaître la différence des sexes. C'est à dire l'existence de limites : on naît homme ou femme et on ne peut pas avoir de rapport sexuel avec ses parents (interdit de l'inceste).

Chez le garçon

Dans un premier temps, le garçon pense que tout le monde a un pénis comme lui. Lorsqu'il s'aperçoit que cela n'est pas le cas survient l'angoisse (notamment par rapport aux menaces qu'il avait pu entendre lorsqu'il se masturbait mais surtout par rapport à son désir de prendre la place de son père auprès de sa mère…) ; il accepte alors l'interdit de l'inceste pour sauver son pénis.

Chez la fille

La fille attribue au clitoris la même valeur que le garçon à son pénis. Lorsqu'elle découvre l'organe masculin, la fille s'imagine avoir été châtrée. Et quand elle s'aperçoit que sa mère n'a pas de pénis, elle la rejette. Trois issues sont possibles : soit la fille n'a pas envie d'avoir un pénis, soit elle en a envie et dénie la différence des sexes, fantasmant d'être un homme, pouvant choisir comme partenaire une femme, soit elle a envie d'avoir des substituts du pénis : un enfant. Cette théorie a beaucoup été critiquée par les courants féministes.

La période de latence

Elle dure environ de 7 à 12 ans. Les pulsions sexuelles sont sublimées notamment à l'âge des apprentissages scolaires. Les relations avec les adultes s'apaisent (pour un temps…).

L'adolescence

La transformation pubertaire permet l'accession à la sexualité génitale et parallèlement l'adolescent est confronté à une série de pertes : celle du corps infantile (apparition de la pilosité, des formes chez les filles…) et celle du sentiment d'omnipotence de l'enfant (notamment le renoncement à une bisexualité potentielle). Ceci explique que l'on observe des affects dépressifs : morosité, tristesse, aboulie, ennui, etc.

L'adolescent est également confronté à une problématique de séparation-individuation. Pour devenir un individu à part entière, il doit se rapprocher des figures parentales afin d'achever ses identifications, tandis que pour acquérir son autonomie, il doit se séparer de ses parents. Un autre élément rendant difficile le rapprochement avec les parents est la réapparition du complexe d'Œdipe avec, cette fois-ci, la possibilité – grâce à la puberté – de réaliser les fantasmes incestueux. Bien entendu, tous ces processus sont inconscients.

L'adolescence représente « la dernière chance » pour résoudre le complexe d'Œdipe et fixer le choix d'objet sexuel.

20. Troubles du sommeil

Définition

Le sommeil normal

Le sommeil varie en fonction de l'âge. Les cycles veille–sommeil sont fonction des tétées chez le nouveau-né qui dort en moyenne 16 heures par jour. Progressivement, la durée du sommeil diurne (durant la journée) va diminuer au profit du sommeil nocturne : à l'âge d'un an, la durée moyenne de sommeil est de 10 heures avec deux siestes; vers l'âge de 3 ou 4 ans, les siestes disparaissent. L'organisation et la qualité du sommeil dépendent des conditions de vie de l'enfant (environnement calme, confortable) et du sentiment de sécurité affective qui permet de se séparer et de rester seul pour la nuit.

Comme pour les adultes, on trouve des « petits » et « gros » dormeurs chez les enfants.

Les principaux motifs de consultation pour troubles du sommeil sont les difficultés d'endormissement et les réveils nocturnes.

Les troubles du sommeil

Les insomnies

Elles comprennent les difficultés d'endormissement, les réveils nocturnes.

Les parasomnies

Ce sont des phénomènes qui interrompent le sommeil. On distingue :
- les terreurs nocturnes : crise hallucinatoire aiguë, impressionnante, où l'enfant se réveille en hurlant. Il ne reprend contact avec la réalité qu'après quelques minutes;
- le somnambulisme : l'enfant se lève durant la nuit, marche, effectue des actions automatiques, il ne se souvient pas de l'épisode au réveil;
- les rythmies du sommeil : il s'agit de mouvements involontaires rythmiques et stéréotypés qui peuvent concerner tout ou partie du corps, très fréquentes jusque l'âge de 2 ans;
- les cauchemars : l'enfant se réveille en pleurs, angoissé, à l'inverse des terreurs nocturnes il peut rapporter l'histoire de son rêve.

Les hypersomnies

Elles comprennent une durée de sommeil allongée et/ou des endormissements intempestifs durant la journée.

Diagnostic

Le diagnostic de troubles du sommeil est clinique. L'entretien avec l'enfant et sa famille permet de poser le diagnostic, de rechercher d'autres troubles associés (énurésie…), d'évaluer l'hygiène de sommeil et les attitudes des parents face aux troubles.
En effet, dans la plupart des cas, les conseils éducatifs donnés aux parents suffisent à faire disparaître les troubles. On peut ainsi proposer à la famille de remplir un calendrier de sommeil (ils notent les horaires d'endormissement et de réveil) afin d'une part d'aider au diagnostic, de mettre en évidence un éventuel lien avec un contexte particulier et d'autre part d'évaluer l'efficacité de la prise en charge.

Étiologie

Il existe deux types d'étiologie : organique (pour certaines hypersomnies et insomnies) et psychopathologique (dépression, trouble névrotique, pathologie de la relation mère-enfant).

Traitement – Prise en charge

Mesures générales

Favoriser une bonne hygiène de sommeil : respecter le rythme de l'enfant (par exemple, ne pas sauter la sieste chez le petit enfant), favoriser un climat propice à l'endormissement, éviter de prendre l'enfant dans son lit lors des réveils nocturnes.

Médicaments

Les médicaments, et en particulier les hypnotiques (somnifères) sont à éviter chez l'enfant. Leur utilisation doit être exceptionnelle et limitée dans le temps.

21. Troubles alimentaires

Les troubles alimentaires chez l'adolescent sont traités dans le volume sur la psychiatrie adulte.

L'alimentation n'est pas uniquement un moyen de satisfaire un besoin vital, elle est au centre des relations précoces mère-enfant et a des significations symboliques différentes selon les cultures.

L'anorexie

Il s'agit d'un refus alimentaire qui peut s'observer chez le nouveau-né (mettant en jeu le pronostic vital), lors du sevrage (passage au biberon, on parle alors d'anorexie d'opposition). Chez l'enfant, elle peut s'observer dans des pathologies comme la dépression, la psychose ou la névrose.

L'anorexie précoce et sévère

Elle survient lors des premières semaines de vie. Le bébé se laisse mourir de faim, ne fait pas de mouvements de succion. Le contexte est parfois celui d'une privation affective (bébés placés, mère très déprimée…).

L'anorexie de sevrage

Elle survient lors du deuxième semestre de vie. Il s'agit d'une anorexie par opposition : le bébé refuse de s'alimenter. On décrit classiquement un bébé vif avec un bon contact. La relation mère-enfant est rapidement perturbée, la mère se sentant remise en cause dans ses compétences de « bonne » mère nourricière.

Le mérycisme

Il s'agit d'une régurgitation des aliments (de l'estomac vers la bouche) qui est ensuite remâchée puis déglutie. Il survient le plus souvent avant l'âge d'un an, il peut accompagner des troubles de la relation. On retrouve parfois des situations de carences affectives.

Le pica

C'est l'ingestion répétée de substances non comestibles (terre, papier…) chez un enfant âgé de plus de 18 mois (capable de distinguer les aliments du reste). Là encore, il peut survenir dans le cas de carences affectives mais également lors d'une déficience mentale ou d'un trouble grave du développement.

21 La polyphagie

Il s'agit d'une ingestion importante d'aliments pouvant entraîner un surpoids. Ici aussi, il s'agit d'un symptôme qui peut s'observer dans de nombreuses pathologies mais qui peut également venir traduire un sentiment d'abandon.

22. Troubles sphinctériens

L'acquisition de la propreté dépend de plusieurs facteurs : la maturité du système nerveux sphinctérien, la maturité de la personnalité de l'enfant et la qualité des relations mère-enfant (ou de la personne qui s'occupe de l'éducation de la propreté de l'enfant).

L'énurésie

Définition et diagnostic

L'énurésie est un trouble du contrôle de la miction. On parle d'énurésie lorsque les mictions involontaires (le plus souvent la nuit) surviennent après l'âge de 3–4 ans. Elle est dite « primaire » lorsque l'enfant n'a jamais acquis la propreté auparavant ou « secondaire » lorsqu'il a été propre.

Il est important de rechercher des symptômes associés (encoprésie, potomanie...), des antécédents énurétiques familiaux, d'évaluer la rythmicité de l'énurésie (nocturne, diurne, permanente), la qualité du sommeil et surtout le mode d'éducation sphinctérienne, l'attitude de l'entourage familial et de l'enfant vis-à-vis de ce symptôme.

Épidémiologie

L'énurésie est fréquente et touche environ 10 % des enfants, plus souvent les garçons que les filles.

Étiologie

L'énurésie est un symptôme qui peut se retrouver dans de nombreux contextes psychopathologiques. Il est important d'éliminer une étiologie organique (infection urinaire, crise d'épilepsie nocturne).

Traitement – Prise en charge

Conseils éducatifs et règles d'hygiène

- Éviter de donner des boissons dans les heures qui précèdent le coucher.
- Supprimer les couches qui maintiennent l'enfant dans une attitude régressée de « bébé » avec tous les bénéfices secondaires associés (maternage...).

- Solliciter l'enfant pour qu'il se rende régulièrement aux toilettes voire le réveiller la nuit, etc.
- Adopter envers l'enfant une attitude de confiance, éviter les punitions. On peut lui proposer de noter sur un carnet les jours sans épisode énurétique.

Médicaments

Ils ne seront prescrits qu'en deuxième intention et pour une durée limitée.
Deux types de classes médicamenteuses sont utilisées : les antidépresseurs tricycliques et une hormone synthétique de l'hormone antidiurétique : la desmopressine (*Minirin*).

Psychothérapie

Une psychothérapie peut être proposée lorsque l'énurésie s'intègre dans un trouble psychopathologique (trouble névrotique le plus souvent).

L'encoprésie

Définition et diagnostic

L'encoprésie est définie par la survenue d'épisodes involontaires de défécation après l'âge de 2–3 ans. Comme pour l'énurésie, l'encoprésie est dite « primaire » lorsque l'enfant n'a jamais acquis la propreté auparavant ou « secondaire » lorsqu'il a été propre.
Il est important de rechercher des symptômes associés (énurésie), une constipation, une rétention (la défécation se fait alors lorsque l'enfant n'arrive plus à se retenir), d'évaluer la rythmicité de l'encoprésie (nocturne, diurne, permanente) et surtout le mode d'éducation sphinctérienne, l'attitude de l'entourage familial et de l'enfant vis à vis de ce symptôme. Il est indispensable que l'enfant soit examiné par un pédiatre afin d'éliminer une étiologie organique et d'évaluer le retentissement d'une éventuelle rétention (constitution d'un mégacôlon fonctionnel par la remontée des selles).

Épidémiologie

La prévalence est d'environ 1,5% chez les enfants avec une nette prédominance de garçons.

Étiologie

En dehors d'une étiologie organique, l'encoprésie est un symptôme qui peut se rencontrer dans de nombreux contextes psychopathologiques : psychose, trouble névrotique (trouble obsessionnel, trouble hystérique), carence affective…

Traitement – Prise en charge

Conseils éducatifs et règles d'hygiène

- Il est primordial d'éviter le plus possible les manipulations anales (suppositoires, lavements…) afin d'éviter une fixation du symptôme et de limiter l'investissement de cette zone par l'enfant.
- On peut proposer à l'enfant d'aller à la selle à intervalles réguliers.
- Lorsqu'il existe une constipation associée, il est possible de supprimer les aliments qui constipent et d'augmenter ceux riches en fibres.
- La valorisation narcissique de l'enfant est également importante.

Médicaments

On peut utiliser des laxatifs en début de traitement.

23. Troubles psychomoteurs

Développement normal

La psychomotricité se développe conjointement avec le langage et l'intelligence. On parle de psychomotricité car la motricité dépend à la fois du développement neurologique et affectif. Les repères suivants jalonnent le développement psychomoteur normal.

- Les réflexes archaïques sont présents à la naissance et doivent disparaître, signe d'une bonne maturation. Il s'agit :
- du *grasping* : quand on stimule la paume de la main, les doigts se fléchissent et cherchent à agripper;
- de la marche automatique : quand on soutient l'enfant debout sous les aisselles, il se met à marcher;
- du fouissement (recherche du sein);
- du réflexe de Moro : lors des changements de position, par exemple, en soulevant la tête de l'enfant et en la laissant retomber, les bras du bébé s'écartent puis se rejoignent.
- Le sourire devient intentionnel vers 2–3 mois.
- Tenue de la tête vers 3 mois.
- Tenue assise vers 6 mois.
- Acquisition de la marche vers 12 mois (entre 10 mois et 2 ans).

Instabilité psychomotrice

Définition

Appelée également hyperactivité, trouble hyperkinétique.
C'est un motif fréquent de consultation pour les enfants entrant à l'école. Elle toucherait 3 à 6 % des enfants en âge scolaire.

Diagnostic

Il s'agit d'un syndrome qui comporte :

- une instabilité motrice : l'enfant fait des mouvements incessants, anarchiques, ne supporte pas de rester assis à rien faire, impulsif, a du mal à respecter la discipline;
- une instabilité psychique : l'enfant n'arrive pas à se concentrer ou alors pour une période courte, il se laisse vite distraire par les stimuli extérieurs, n'arrive pas à terminer ce qu'il commence, son travail scolaire est bâclé;

– des troubles associés : échec scolaire, trouble des apprentissages, agressivité lors des frustrations, opposition et attitude de défi lors des punitions, conduites à risque, anxiété, dépression (masquée par l'agitation incessante).

Étiologies

L'instabilité psychomotrice est un symptôme qui peut se retrouver dans de nombreux contextes : réaction de défense pseudo-maniaque (en référence au syndrome maniaque) par rapport à une dépression, carence affective, anxiété (notamment liée à un événement de vie : séparation des parents, deuil…), psychose.

Traitement – Comprendre les prescriptions

Prise en charge globale

La prise en charge doit être à la fois familiale (afin d'agir sur les relations pathologiques parent-enfant), psychothérapique (afin de tenter de rétablir une continuité de la pensée de l'enfant), comportementale et cognitive et parfois médicamenteuse.

Médicaments

La principale molécule prescrite est un dérivé amphitaminique : le méthylphénidate (Ritaline). Il augmente l'attention de l'enfant.
Il doit être prescrit initialement par un médecin hospitalier et à partir de l'âge de 6 ans. Les doses sont progressivement augmentées en fonction de la clinique, on considère le méthylphénidate inefficace après 1 mois de traitement sans amélioration. Classiquement, on arrête le traitement les week-ends et lors des vacances scolaires (notamment parce qu'il entraîne un ralentissement de la croissance, récupérable lors de l'arrêt du traitement).
Les principaux effets secondaires sont la nervosité, l'insomnie, les céphalées et les vertiges.

Retards psychomoteurs

Les retards peuvent toucher la posture ou le tonus. Il est important d'éliminer une étiologie organique.

Dyspraxies

Les dyspraxies sont des troubles liés à une mauvaise intégration par l'enfant de son schéma corporel. Elles se manifestent par une maladresse, un défaut de latéralisation, une dysgraphie, des difficultés à s'habiller seul (lorsqu'il a plus de 6 ans). L'enfant est inhibé, angoissé et mal à l'aise dans son corps, il est en difficulté pour représenter un bonhomme.

Tics

Les tics sont des mouvements ou des vocalisations involontaires, brusques, soudains, répétés à intervalles variables que le sujet ne peut que partiellement contrôler.
Il est important de dédramatiser leur survenue ; s'ils perdurent, il faut faire un bilan psychopathologique.

Trichotillomanie

Il s'agit d'un arrachage volontaire de cheveux qui survient lors de moments anxieux ou d'ennui ou de concentration et en cachette. L'enfant est amené par ses parents qui ont découvert le symptôme par les plaques d'alopécie. La trichotillomanie est rarement isolée ; elle peut s'associer à d'autres manifestations anxieuses ou à d'autres pathologies plus sévères (psychose).

24. Troubles du développement intellectuel

Développement normal

L'intelligence est une fonction qui dépend de plusieurs facteurs : le cerveau (maturation, développement), les interactions avec l'environnement et les acquisitions sociales.
La théorie de référence de l'intelligence est celle élaborée par Piaget. Il définit l'intelligence comme un processus résultant de l'équilibre entre l'assimilation et l'accommodation. Il a établi plusieurs étapes du développement de l'intelligence.

Période sensori-motrice de 0 à 1–2 ans

Le bébé acquiert de nouveaux stimuli grâce à des objets concrets (son corps, les personnes qui l'entourent, ses jouets…) et cherche à répéter les expériences. Les objets doivent être présents pour qu'il fasse les expériences.

Période pré-opératoire de 2 à 6–7 ans

L'enfant peut évoquer mentalement un objet (ou le représenter) en son absence : la fonction symbolique se développe (langage, dessin, jeu, imitation…). Sa pensée est subjective : il ne peut pas se mettre à la place de l'autre et il attribue aux autres ses propres pensées, perçoit les objets inanimés comme capables de volonté (exemple : « la chaise est méchante, elle m'a cogné ») : c'est la pensée magique.

Période des opérations concrètes de 7 à 11 – 12 ans

L'enfant prend conscience de sa propre pensée et accepte le point de vue de l'autre. Il comprend les notions de réversibilité, de conservation des mesures et des classements.

Période des opérations formelles à partie de l'âge de 11–12 ans

L'enfant accède au raisonnement hypothético-déductif, sa pensée n'a plus besoin du concret pour résoudre un problème.

Retard mental

Définition

Le retard mental se définit par un fonctionnement intellectuel et adaptatif inférieur à la moyenne. On utilise le QI ou quotient intellectuel pour l'évaluer. Le QI est le rapport de l'âge mental sur l'âge réel multiplié par 100.
On parle de retard mental lorsque le QI est inférieur à 70 et d'intelligence limite lorsque le QI est compris entre 70 et 85.

Épidémiologie

La prévalence du retard mental serait d'environ de 1% mais elle est difficile à évaluer pour les retards mentaux légers qui peuvent passer inaperçus.

Étiologies

Les étiologies des retards mentaux peuvent survenir lors de la grossesse (atteinte neurologique par une infection, une pathologie génétique...), lors de la naissance (complications obstétricales) ou lors du développement de l'enfant (infection, trouble métabolique, maltraitance physique). Le milieu dans lequel l'enfant grandit a également une influence non négligeable sur le développement de l'intelligence (du fait des stimulations ou de leur absence).

Diagnostic

Le diagnostic est clinique et s'appuie sur des tests de développement et d'efficience intellectuelle.
Il est important d'éliminer un déficit auditif ou visuel, de rechercher un contexte de carence affective et une pathologie psychiatrique (psychose infantile).
On parle de retard mental léger lorsque le QI est entre 50 et 70. La scolarité et les apprentissages sont possibles. Il concerne 85 % des retards mentaux.
Le retard mental moyen est défini par un QI compris entre 35 et 50, l'enfant a un niveau de classe de CP.
Le retard mental grave est défini par un QI compris entre 20 et 35, l'enfant a un âge mental de 2–3 ans, l'acquisition du langage est limitée et une prise en charge institutionnelle est le plus souvent nécessaire.
Le retard mental profond concerne les sujets dont le QI est inférieur à 20. Il est rare (1 à 2 % des retards mentaux). Il n'y a pas de langage et pratiquement pas d'autonomie.

Traitement – Prise en charge

La prise en charge doit favoriser au maximum l'insertion sociale de ces enfants. Des classes spécialisées peuvent être proposées : Clis (classe d'intégration spécialisée), Segpa (section d'enseignement général professionnel adapté). Si le retard mental ne permet pas une scolarité normale, plusieurs types d'institutions peuvent les accueillir : les IME (instituts médico-éducatifs), les hôpitaux de jour, les IMPro (internats médico-professionnels), etc.

25. Troubles du langage

Développement du langage normal

L'acquisition du langage nécessite le bon fonctionnement d'un certain nombre d'organes : les organes de la phonation, l'appareil auditif et les structures cérébrales liées au langage. On distingue une phase prélinguistique où le bébé émet des cris puis des vocalisations. Son système de communication se met en place grâce aux interactions avec l'entourage qui vont progressivement interpréter et réagir à ses cris. Puis suit une phase linguistique : le premier mot apparaît vers 1 an, le mot-phrase vers 15 mois, la première phrase vers 2 ans, le « je » vers 3 ans et l'apprentissage du langage écrit vers 6 ans (entrée en CP).
L'apprentissage du langage est étroitement lié au « dialogue » verbal *et* non-verbal avec les parents ainsi qu'à la stimulation de l'entourage.

Les troubles du langage

Les troubles de l'articulation

Ce sont le zozotement, le nasonnement et le chuintement.
Il s'agit de l'incapacité à prononcer de façon correcte un phonème (par exemple *f*, *ch*…). Ce sont des troubles purement fonctionnels qui sont très fréquents jusque l'âge de 5 ans.
La persistance du trouble peut conduire à proposer une rééducation orthophonique.

Le bégaiement

Ce n'est pas un trouble du langage mais un trouble de la fluidité verbale. Il touche principalement les garçons avant l'âge de 8 ans et disparaît souvent spontanément avant l'âge de 10 ans. Il faut le distinguer du bégaiement « physiologique » qui consiste en une répétition de syllabes (exemple : « la voi-voiture ») et peut s'observer entre 3 et 5 ans.
L'attitude de l'entourage est importante (du fait des moqueries) et le bégaiement est variable en fonction des situations : il est par exemple plus important lors d'un stress.
On peut proposer une rééducation orthophonique et des thérapies de relaxation voire une psychothérapie lorsqu'il existe des troubles psychopathologiques associés.

Le retard de parole

Il s'agit de la persistance du « parler bébé » après l'âge de 4–5 ans.
Il peut être favorisé par l'entourage de l'enfant, par une attitude régressive ou par des difficultés à distinguer les différents phonèmes.
La persistance du trouble peut conduire à proposer une rééducation orthophonique.

Le retard simple de langage

La structure de la phrase est atteinte sans qu'il y ait de trouble organique ou de pathologie psychiatrique grave associée.
On fait le diagnostic lorsque la première phrase n'apparaît qu'après l'âge de 3 ans.
Un bilan est nécessaire afin d'éliminer une étiologie organique (notamment neurologique), de rechercher un trouble psychiatrique associé et d'évaluer le développement du langage de l'enfant. On peut proposer une rééducation orthophonique et une psychothérapie lorsqu'il existe des troubles psychopathologiques associés.

Le mutisme

Il s'agit de la disparition du langage chez un enfant l'ayant déjà appris et parlé. On distingue deux types de mutismes : le mutisme total (l'enfant ne parle plus du tout) qui est le plus souvent secondaire à un choc psychologique et le mutisme électif (soit extra-familial, le plus souvent à l'école, soit intra-familial) qui est parfois associé à des troubles de la personnalité.
On peut comprendre le mutisme comme une forme inconsciente d'agressivité et d'opposition chez l'enfant. La prise en charge repose principalement sur la psychothérapie.

La dysphasie ou audimutité

C'est la forme la plus grave des retards de langage et son pronostic est réservé. Le diagnostic est porté devant plusieurs critères : l'absence quasi-complète de langage chez un enfant de plus de 6 ans, sans trouble organique associé ni trouble de l'intelligence ou psychiatrique grave.
L'enfant entend qu'on lui parle mais les mots n'ont pas de sens pour lui et il ne peut utiliser le langage pour communiquer.
Un bilan complet : test d'intelligence, bilans auditif, scolaire, psychomoteur, est nécessaire.
La prise en charge repose sur la rééducation orthophonique et la psychothérapie. Une scolarisation adaptée est souvent nécessaire.

25

Trouble du langage écrit : la dyslexie

Il s'agit d'un trouble de l'apprentissage de la lecture chez un enfant dont l'intelligence est normale. Il peut y avoir un retentissement sur l'apprentissage scolaire sauf pour les matières ne s'appuyant pas sur la lecture comme les mathématiques. L'enfant est en difficulté pour déchiffrer, comprendre et reproduire les mots imprimés.
L'étiologie est multi-factorielle.
On peut proposer une rééducation orthophonique et une psychothérapie lorsqu'il existe des troubles psychopathologiques associés.

26. Troubles du comportement

Les troubles du comportement chez l'enfant regroupent des conduites agies qui s'opposent le plus souvent avec les règles de la société et qui n'ont de valeur psychopathologique qu'en fonction du développement de l'enfant (par exemple un « vol » à l'âge de 3 ans n'a pas la même signification qu'à 12 ans).
Chez l'adolescent, l'agir et les passages à l'acte représentent le mode privilégié d'expression des conflits.

☛ *Agir et passage à l'acte chez l'adolescent*

Les passages à l'acte peuvent être entendus à cet âge comme un besoin de maîtrise par rapport à des processus (comme la puberté) que l'adolescent doit subir passivement, un moyen de décharger son angoisse, de tester ses limites (notamment de jouer avec l'idée de la mort), de faire l'économie d'une mentalisation des conflits, d'interroger son entourage ou de trouver une place dans un groupe (l'agir comme rite initiatique).

Vols

Avant l'âge de 6–7 ans, la notion de propriété n'est pas acquise et on ne peut pas parler de vol. Il est important de ne pas dramatiser ni de banaliser.
Le comportement de vol à répétition peut s'intégrer dans des contextes de carences affectives ou lors des séparations, le vol venant répondre au sentiment de défaillance de l'environnement : on prend ce que l'on n'a pas eu et ce à quoi on pense avoir droit. Parfois, on peut le retrouver chez des enfants cherchant à être punis afin de répondre à un sentiment de culpabilité.

Fugues

On ne parle de fugue qu'après l'âge de 6–7 ans. Les fugues se rencontrent particulièrement chez l'adolescent ou dans le cadre de la phobie scolaire chez l'enfant : il ne se rend pas à l'école, erre dans le quartier ou retourne chez lui. La fugue peut également survenir lorsque l'enfant ne peut affronter une situation conflictuelle, plus rarement dans le cadre d'une psychose.
Chez l'adolescent, le départ brutal du domicile peut s'intégrer comme une manifestation d'opposition et d'indépendance vis-à-vis de sa

famille, un « rite » de passage vers l'âge adulte (la fugue est généralement faite en groupe) ou peut venir révéler un syndrome dépressif ou une bouffée délirante aiguë.

Mensonges

L'enfant ne distingue le vrai et le faux qu'à partir de l'âge de 6 ans. On distingue schématiquement deux types de mensonges : le mensonge « utilitaire » dont le but est de faire correspondre ses désirs avec la réalité, et le mensonge « névrotique » lorsque l'enfant souhaite compenser une infériorité qu'il ressent (par exemple : dire que son vrai père est le président de la République).

Agressivité

L'agressivité fait partie du comportement normal de l'individu. On s'inquiétera de son caractère pathologique lorsqu'elle est répétée, violente et persistante.

Elle est particulièrement présente à l'adolescence (voir encadré sur le passage à l'acte).

Les manifestations auto-agressives peuvent être les tentatives de suicide (voir fiche suivante), les auto-mutilations (scarifications).

Conduite à tenir IDE

Conduite à tenir devant une crise d'agitation

Il est important de ne pas humilier ou vexer le patient. Si on doit par exemple le reprendre au sujet de quelque chose, il convient de le faire dans sa chambre seul à seul et non devant tout un groupe, et de lui expliquer la démarche des soignants.

Il faut éviter la surenchère et ainsi de ne pas répondre sur le même ton ou par des insultes.

La meilleure attitude est la prévention : établir un cadre contenant et sécurisant tout en laissant au patient un espace à lui. Afin d'éviter le clivage par le patient entre les « bons » et les « mauvais » soignants, il est important que tous les soignants disent et fassent la même chose par rapport aux règles de l'institution.

En cas d'échec, on peut être amené à isoler et contenir physiquement le patient voire à lui administrer un traitement médicamenteux anxiolytique, sur prescription médicale.

27. Conduites suicidaires

Définition

Le *suicide* est le meurtre de soi.
La *tentative de suicide* est le comportement visant à se donner la mort sans y parvenir.
Les *idées suicidaires* sont des pensées concernant le suicide sans passage à l'acte.
Les *conduites suicidaires* sont des comportements à risque.

Épidémiologie

Le suicide est la deuxième cause de mortalité chez les 15–24 ans et touche principalement les garçons.
Les tentatives de suicide touchent principalement les adolescents (90 % ont plus de 12 ans); 20 à 30 % ont une pathologie psychiatrique et seulement 1 patient sur 5 est hospitalisé.

Diagnostic

Soit le diagnostic est évident quand le patient amené à l'hôpital pour ce motif, soit il faut y penser devant des comportements à risque ou dans certaines circonstances (c'est le cas par exemple d'une jeune fille hospitalisée pour un surdosage en médicaments expliquant qu'elle en a pris beaucoup car elle avait mal à la tête…).

Étiologie

Il faut se méfier des causalités linéaires. On ne peut ainsi expliquer une tentative de suicide par la seule rupture amoureuse ou par l'échec scolaire.
L'acte suicidaire est une attaque du corps qui survient dans un moment de rupture (conflit familial, rupture sentimentale, déménagement, échec scolaire…) et qui représente pour le patient une perte, un abandon.
On peut parfois retrouver une pathologie psychiatrique associée : dépression, psychose.

Pronostic

Le pronostic est étroitement dépendant des conséquences du geste suicidaire sur la famille qui peut soit reconnaître les problèmes

(notamment les affects dépressifs sous-jacents) et permettre un travail afin de réaménager l'équilibre familial (car la nécessité de changement s'impose), soit nier les difficultés et se rigidifier.
Plus de 30 % des enfants et adolescents ayant fait une tentative de suicide récidivent.
Les principaux facteurs de risque sont les antécédents de tentative de suicide, la dépression et plus généralement tout antécédent psychiatrique, les mauvaises relations familiales, les conduites addictives et les conflits.

Traitement – Prise en charge

Mesures générales

Toute tentative de suicide doit être hospitalisée (le plus souvent en pédiatrie) afin d'évaluer l'état somatique et de faire un bilan psychique et social, de séparer le patient de son cadre de vie habituel, d'évaluer son environnement, les circonstances de son geste, de rencontrer la famille, de préparer le suivi ultérieur et d'évaluer le risque de récidive. La HAS (Haute autorité de santé, anciennement Anaes)[1] recommande de mettre en place de façon systématique une triple évaluation : somatique, psychologique et sociale.
En règle générale, des protocoles de prises en charge des adolescents suicidants sont mis en place dans les établissements de soins. Il est important d'en avoir connaissance afin d'informer le patient et sa famille de la prise en charge qui va leur être proposée.
Le travail pluridisciplinaire est primordial dans cette prise en charge et l'infirmier sert de lien entre les différents intervenants (pédiatres, pédopsychiatres, psychologues, assistantes sociales…), le patient et sa famille.
Au décours de l'hospitalisation, le patient et sa famille sont suivis en consultation par un psychiatre. Dans certains services, on peut également proposer une prise en charge séquentielle dans un CATTP (centre d'action thérapeutique à temps partiel).

Médicaments

La prescription de médicaments peut être indiquée lors de la présence d'une pathologie psychiatrique associée tel un syndrome dépressif sévère, une psychose (bouffée délirante aiguë).

[1] Recommandations professionnelles, prise en charge hospitalière des adolescents après une tentative de suicide, Anaes, Novembre 1998.

Conduite à tenir IDE

Observation et intervention infirmières compétence 1 et 3

- Recueillir les éléments de l'histoire du patient, ses symptômes, ses plaintes (notamment les difficultés à dormir).
- L'aider à formuler ses sentiments, ce qui permettra de déceler une éventuelle dépression associée.
- Les observations sont inscrites dans le dossier de soin du patient.
- La participation à des activités thérapeutiques sera facilitée pour limiter l'isolement et favoriser la valorisation et l'estime de soi.

Attitude face à un enfant suicidaire compétence 4

Il est important à la fois de pouvoir respecter le retrait de l'enfant tout en ne le laissant pas s'enfermer, le solliciter avec tact pour faire des jeux, discuter, etc.
L'enfant peut exprimer des idées suicidaires qu'il ne s'agit pas d'éviter d'entendre mais qui peuvent cependant être angoissantes pour les soignants. L'infirmier(e) peut proposer à l'enfant de reprendre cela avec lui lors de l'entretien médical.
Souvent, au décours du geste suicidaire, l'enfant comme ses parents ont tendance à banaliser son importance : « j'ai pris les médicaments parce que je voulais dormir ou parce que j'avais mal au ventre... », « il/elle ne s'est pas rendu compte du nombre de comprimés avalés, il/elle ne recommencera plus... » ; attention à ne pas faire de même ! À l'opposé, il faut éviter tout discours moralisateur.

Surveillance compétence 5

Il convient de surveiller attentivement :

- l'humeur, l'anxiété, le sommeil ;
- l'hygiène ;
- l'environnement du patient (tenir à l'écart les objets dangereux pour le patient : objets tranchants, médicaments) ;
- les absences du service du patient (fugues) en raison du risque suicidaire.

Conduite à tenir IDE

Vigilance par rapport au risque suicidaire

Le suicide est exceptionnel avant la puberté mais il existe.

☛ *Le risque suicidaire*

Il s'agit du principal risque lors d'un syndrome dépressif mais il existe également dans d'autres pathologies psychiatriques.
L'infirmier doit aider le patient à pouvoir verbaliser ses idées suicidaires sans trop d'insistance mais sans les ignorer.
La prévention suicidaire repose à la fois sur le traitement (médicamenteux et psychothérapique) et sur la surveillance :
– un patient suicidaire ne doit pas être laissé seul trop longtemps,
– on doit protéger l'accès à des objets dangereux (couteaux, ciseaux, rasoirs, médicaments…),
– il faut faire un inventaire minutieux de ses affaires personnelles.

28. Conduites addictives

Définition

On parle désormais de pharmacodépendance. La définition de l'OMS est la suivante : « état psychique, et parfois physique, caractérisé par des modifications du comportement qui comprennent toujours une pulsion à prendre une drogue afin de retrouver ses effets et quelque fois d'éviter le malaise de la privation ».

La drogue peut être un médicament ou pas, elle doit modifier le fonctionnement psychique et peut entraîner une dépendance psychique et/ou physique ainsi qu'une tolérance.

La dépendance psychique est un état où la prise de la drogue est indispensable pour diminuer l'état de tension et/ou provoquer du plaisir.

La dépendance physique oblige à prendre de la drogue pour éviter des sensations physiques désagréables (syndrome de sevrage).

On distingue la consommation occasionnelle, l'abus de drogue (dépendance uniquement psychologique) et la dépendance toxicomaniaque (dépendance importante, tout tourne autour de la drogue).

Les conduites addictives chez l'adolescent sont traitées dans le volume de la même collection : *Psychiatrie* d'Isabelle Lim-Sabbah, Elsevier Masson, 2007.

Les psychoses chez l'enfant

Les psychoses infantiles sont une des pathologies psychiatriques les plus sévères. Il s'agit d'un trouble de l'organisation de la personnalité de l'enfant entraînant des difficultés d'adaptation face à la réalité, des troubles de la communication, des troubles du fonctionnement cognitif, affectif et du langage. Au niveau de l'organisation de l'appareil psychique, l'enfant a des difficultés dans le sentiment d'unicité et de continuité, et à différencier le soi et le non-soi.

29. Autisme

Définition

L'autisme a été décrit pour la première fois par L. Kanner. C'est la forme constituée où l'on trouve un retrait autistique, un besoin d'immuabilité, des stéréotypies, des troubles du langage et de l'intelligence.
C'est un échec majeur de l'accès à l'intersubjectivité, c'est-à-dire à acquérir la capacité de reconnaître que soi et l'autre sont différents, et à accéder à la tridimensionnalité, c'est-à-dire reconnaître que soi comme l'autre ont un « dedans ».
Les nouvelles classifications (notamment la CIM 10) ne parlent plus d'un autisme mais de trouble envahissant du développement, lequel regroupe plusieurs pathologies dont l'autisme infantile, l'autisme atypique, le syndrome de Rett et l'hyperactivité associée à un retard mental et à des mouvements stéréotypés.

Épidémiologie

La prévalence de l'autisme infantile est de 2 pour 1000 personnes de moins de 20 ans ; l'autisme touche principalement des garçons (3 garçons pour 1 fille) et dans les deux tiers des cas ceux-ci ont un QI (quotient intellectuel dont la norme est de 100) inférieur à 50.
La prévalence du trouble envahissant du développement est de 6 à 7 pour 1000 personnes de moins de 20 ans.

Étiologie

L'autisme est un syndrome (on devrait parler des autismes) qui se constitue progressivement.
Il existe de nombreuses hypothèses étiologiques (psychanalytiques, génétiques, biochimiques, cognitives...). Le modèle polyfactoriel suppose qu'il existerait des facteurs primaires ou de vulnérabilité (par exemple des facteurs génétiques) et des facteurs secondaires ou de « serrage » de la pathologie (facteurs déclenchants) comme, par exemple, une dépression familiale.

Diagnostic

Le diagnostic est clinique. Des bilans psychologique, orthophonique et psychomoteur aident à préciser le fonctionnement du patient et à évaluer son développement.

L'autisme constitué (vers 2–3 ans) associe comme symptômes :
- un repli autistique : l'enfant est isolé, « dans sa bulle », paraissant insensible aux stimulations de l'environnement ;
- un besoin d'immuabilité : l'enfant a besoin de maintenir identique son environnement, sous peine de déclencher une crise d'angoisse ou de colère ;
- des stéréotypies qui peuvent être gestuelles (balancement du tronc, battement des mains) ou verbales (répétition de phrases) ;
- des troubles du langage : soit l'enfant n'a pas accès au langage, soit il est présent mais retardé et n'a pas pour but la communication avec les autres ;
- des troubles des fonctions intellectuelles : dans les deux tiers des cas, il existe en effet un retard mental.

Il existe des signes précoces de l'autisme, présents avant la première année de l'enfant. Ce sont les études sur les films familiaux des enfants autistes qui ont permis de les individualiser. Ce sont :
- une sagesse particulière (enfant décrit comme « parfait », ne pleurant jamais) ;
- l'indifférence au monde extérieur, impression de surdité ;
- l'aversion du contact physique ;
- l'évitement du regard ;
- l'absence de sourire réponse après l'âge de 3 mois ;
- l'absence de réaction à la séparation après l'âge de 8 mois ;
- l'absence de pointage ;
- l'absence d'ajustement postural (impression de tenir dans ses bras une poupée de chiffon).

Il peut être associé à d'autres pathologies comme l'épilepsie, les troubles du sommeil, le retard mental ou d'autres troubles psychiatriques.
Un bilan à la recherche de pathologies associées ou de facteurs étiologiques est nécessaire. Il comprend des tests auditif et visuel, des consultations neurologique et génétique, une IRM cérébrale.

Évolution

L'évolution est très variable en fonction du type de l'autisme, de l'acquisition du langage. En moyenne, à l'âge adulte, 10 % des autistes sont intégrés professionnellement et socialement.

Traitement

Mesures générales

La prise en charge des psychoses infantiles est très variable selon les théories auxquelles se réfèrent les lieux de soins. Elle est dans tous les cas pluridisciplinaire : psychologique (individuelle et familiale), éducative, scolaire, et en fonction des difficultés de l'enfant : prise en charge orthophonique, psychomotrice, à médiation corporelle, etc.

Prise en charge institutionnelle

La prise en charge institutionnelle peut se proposer à plein temps ou à mi-temps lorsque l'état de l'enfant ne peut pas suivre une scolarité normale. L'hôpital de jour est la structure de choix pour la prise en charge. Cependant lorsque la séparation de l'enfant et de sa famille est nécessaire, il existe des structures en internat.
L'institution a plusieurs intérêts : elle permet à l'enfant de rencontrer d'autres personnes et d'avoir des modalités d'échange différents. Grâce au cadre contenant et protecteur, elle a une fonction de pare-excitation et une fonction maternante. Les soignants jouent un rôle primordial au sein de ces établissements.

Médicaments

Il n'existe pas de traitement médicamenteux spécifique des psychoses infantiles. On peut prescrire à visée symptomatique des anxiolytiques ou des neuroleptiques.

30. Autres psychoses

Dysharmonie psychotique

Définition et diagnostic

Il s'agit de psychoses infantiles apparaissant vers l'âge de 3–4 ans et pour lesquelles les capacités d'adaptation sont meilleures que dans l'autisme. On les appelle dysharmoniques car le développement de l'enfant n'est pas harmonieux.
Les troubles sont en effet très variables d'un enfant à l'autre : instabilité psychomotrice, échec scolaire, angoisse, phobies envahissantes, inhibition, etc.

Évolution

L'évolution est plus favorable que celle de l'autisme : plus de 50 % des enfants souffrant de psychose dysharmonique peuvent suivre une scolarité normale.

Psychoses de la période de latence

Elles apparaissent tardivement entre 6 et 12 ans. La clinique est proche de celle de la schizophrénie chez l'adulte ou chez l'adolescent : on observe une attitude de repli et d'isolement, parfois la présence d'idées délirantes.
Voir Boufée délirante aiguë chez l'adolescent (Mémo infirmier Psychiatrie)

Psychoses déficitaires

Elles associent des signes autistiques et une déficience mentale importante : le langage et le fonctionnement intellectuel sont fortement entravés.

Traitement des psychoses infantiles

Mesures générales

La prise en charge des psychoses infantiles est très variable selon les théories auxquelles se réfèrent les lieux de soins. Elle est dans tous les cas pluridisciplinaire : psychologique (individuelle et familiale), éducative, scolaire, et en fonction des difficultés de l'enfant : prise en charge orthophonique, psychomotrice, à médiation corporelle, etc.

Prise en charge institutionnelle

La prise en charge institutionnelle peut se proposer à plein temps ou à mi-temps lorsque l'état de l'enfant ne peut pas suivre une scolarité normale. L'hôpital de jour est la structure de choix pour la prise en charge. Cependant lorsque la séparation de l'enfant et de sa famille est nécessaire, il existe des structures en internat.
L'institution a plusieurs intérêts : elle permet à l'enfant de rencontrer d'autres personnes et d'avoir des modalités d'échange différents. Grâce au cadre contenant et protecteur, elle a une fonction de pare-excitation et une fonction maternante. Les soignants jouent un rôle primordial au sein de ces établissements.

Médicaments

Il n'existe pas de traitement médicamenteux spécifique des psychoses infantiles. On peut prescrire à visée symptomatique des anxiolytiques ou des neuroleptiques.

Conduite à tenir IDE

Les thérapies institutionnelles

Les thérapies institutionnelles posent comme postulat que ce sont l'institution et ses soignants qui servent d'outil thérapeutique. Le but thérapeutique est de soutenir l'enfant dans ses apprentissages et dans l'adaptation aux exigences de la vie en société.
Toutes les personnes travaillant autour de l'enfant sont impliquées : psychothérapeute, infirmier, aide-soignant, orthophoniste, éducateur, professeur des écoles. Toutes les rencontres de l'enfant sont analysées, qu'elles soient individuelles (psychothérapie) ou collectives (temps des repas…).
Le travail s'organise autour des réunions de synthèse, pivot de l'institution, qui permettent d'une part d'éviter les clivages au sein de l'équipe entre les « bons » et les « mauvais » soignants et d'autre part de favoriser les échanges entre les soignants, de permettre un travail d'élaboration car le travail avec des enfants psychotiques entrave le fonctionnement mental des adultes (déliaison, échanges en miroir).

☛ *Activités thérapeutiques ou médiations à relation*

Les activités thérapeutiques peuvent être très diverses : musique, peinture, équitation, danse, sculpture, théâtre… Ce n'est pas l'activité en elle-même qui est thérapeutique mais l'échange entre patients et soignants qu'elle va initier en le rendant supportable, ce pourquoi on la qualifie de médiation. Les soignants qui l'animent permettent à l'enfant d'exprimer des sentiments, des angoisses, de l'agressivité, des fantasmes… Tous ces éléments sont « métabolisés » par les soignants : c'est-à-dire que ces derniers aideront à les contenir et les symboliser afin que l'enfant ne les subisse plus douloureusement.
En fonction de la médiation, on travaillera plus l'aspect corporel (piscine, danse, théâtre), l'aspect social (sortie, préparation de repas, jeu collectif), l'aspect créatif (sculpture, percussion, peinture) ou l'aspect éducatif (accompagnement dans les transports).
Ce ne sont pas des activités « passe-temps ». Elles reposent sur un cadre qui est le même pour les soignants et les patients, fondé sur des règles très précises qui doivent être définies à l'avance. Il est important de les respecter : durée, périodicité, locaux, soignant référent.
Les activités thérapeutiques sont indiquées lorsque l'enfant a des difficultés d'élaboration rendant difficile une prise en charge individuelle. Les objectifs spécifiques de ces activités sont définis à l'avance et évalués régulièrement.

Conduite à tenir IDE

Un bilan après l'activité est nécessaire pour échanger entre soignants sur les ressentis de chacun concernant l'évolution des patients et les difficultés des soignants.
Des bilans réguliers sont aussi nécessaires afin d'évaluer l'activité.

31. Troubles névrotiques

Définition

Selon la définition de Laplanche et Pontalis, la névrose est une « affection psychogène où les symptômes sont l'expression symbolique d'un conflit psychique trouvant ses racines dans l'histoire infantile du sujet et constituant des compromis entre le désir et la défense ».

Les troubles névrotiques ont été particulièrement étudiés par Sigmund Freud qui a démontré, dans ses *Études sur l'hystérie*, que la névrose provenait du refoulement d'idées concernant essentiellement la sexualité.

☛ *Elizabeth von R…*

Cette jeune fille a été traitée par Freud, son cas a été publié dans les *Études sur l'hystérie*. Elle souffrait de douleurs aux jambes et de difficultés à la marche apparues la première fois alors qu'elle soignait son père malade. Son père mourut et peu de temps après sa sœur également. Lors de ses séances elle se rappela que les douleurs étaient localisées là où son père, malade, posait sa jambe quand elle lui changeait ses pansements. Les douleurs étaient réapparues lors du décès de sa sœur. Elle s'est alors remémorée avoir eu la pensée que comme sa sœur n'était plus, son beau-frère était libre et qu'elle allait pouvoir l'épouser ! Cette idée étant pour elle interdite, elle l'avait refoulée, d'où l'apparition de symptômes conversifs.

La névrose ne devient une pathologie que lorsqu'elle entraîne une trop grande souffrance.

Les névroses s'expriment parfois par :

- des symptômes qui sont un moyen de défense (inconscient) contre l'angoisse ;
- une souffrance (dont le sujet a conscience) liée à des interdits, limitations, que le névrosé s'impose à lui-même.

La notion de névrose est actuellement controversée, les classifications internationales comme le DSM IV et la CIM 10 l'ont exclue, estimant que le terme de névrose impliquait les théories psychanalytiques. On trouve désormais d'autres termes mais dont la clinique est quasiment superposable : troubles anxieux pour névrose d'angoisse, trouble de conversion pour les névroses hystériques.

Chez l'enfant, on parle plus volontiers de symptômes ou de troubles névrotiques car la personnalité de l'enfant est en cours de formation et que rien n'est fixé. De plus, certains symptômes font partie du développement psychique normal de l'enfant (peur des gros puis des petits animaux, peur du noir, angoisse de séparation…). En effet, lors de sa croissance, l'enfant est confronté à des conflits, notamment liés à son désir d'autonomie face à la dépendance qui le lie à ses parents. On parle de trouble névrotique après l'âge de 3–4 ans lorsque soit les mécanismes de défense (normaux) sont inefficaces à juguler l'angoisse, soit lorsqu'ils sont rigides, peu mobilisables ou qu'ils entravent l'acquisition des apprentissages.

Diagnostic

Les troubles névrotiques peuvent se manifester chez l'enfant sous plusieurs formes : anxiété, phobie, obsession, trouble fonctionnel.
Les symptômes névrotiques peuvent être masqués par des troubles du comportement ou par des difficultés d'apprentissage qui sont alors au premier plan.

Les troubles anxieux

Il s'agit d'angoisse diffuse, de terreurs nocturnes ou d'autres troubles du sommeil et plaintes somatiques (douleurs abdominales).

Les troubles phobiques

Il convient de distinguer parmi les phobies celles faisant partie du développement normal de l'enfant comme la peur du noir vers l'âge de 2 ans, la peur des petits animaux vers l'âge de 4 ans, etc. La phobie peut concerner des objets ou des situations. Elle s'accompagne de manifestations d'angoisse lorsque l'enfant est confronté à l'objet de sa phobie; il peut alors éviter d'y être confronté et/ou utiliser un objet contra-phobique (jouet, maman!) pour se rassurer et l'affronter.
La phobie peut révéler les angoisses liées au complexe œdipien : l'enfant « déplace », par un processus inconscient, le conflit avec des parents vécus comme terrifiants sur des objets externes.

Les troubles obsessionnels

Les obsessions sont des idées qui surviennent dans la tête de l'enfant, qu'il juge parfois absurdes mais qu'il ne peut empêcher. Elles peuvent concerner des idées ou être une crainte de faire un passage à l'acte (par exemple : la peur de se lever en classe et d'insulter la maîtresse).
Les rituels sont des actions que l'enfant se sent obligé de faire pour soulager un état de tension désagréable (par exemple : toucher trois fois le rebord de son lit avant de quitter sa chambre).

Les troubles conversifs

Il s'agit de troubles fonctionnels (paralysie, douleurs…) aigu ou chronique, sans étiologie organique, souvent déclenchés par un événement déclenchant (naissance d'un bébé dans la famille, etc.) et s'accompagnant de bénéfices secondaires (attention de la famille, cadeaux) qui contribuent à pérenniser les symptômes.

Traitement – Prise en charge

Avant toute prise en charge thérapeutique, il est important d'éliminer une étiologie organique (notamment pour les troubles conversifs).
La prise en charge repose sur la psychothérapie. Chez l'enfant, la psychothérapie s'appuie sur des médiations (dessin, pâte à modeler, jeux…). Il est important de recevoir également les parents afin de pouvoir travailler sur leur vécu des troubles de leur enfant.
Les traitements médicamenteux sont exceptionnellement prescrits (anxiolytiques).

32. La dépression

Définition, diagnostic, étiologies

La dépression n'est pas la même entité chez le bébé, chez l'enfant, chez l'adolescent et chez l'adulte.
Leur point commun est le sentiment de tristesse.

Chez le bébé et le jeune enfant

La dépression s'observe dans les situations de carences. Ces carences peuvent être quantitatives ou qualitatives. Un dernier cas de figure est la discontinuité interactive.

Carences quantitatives

On parle de carence quantitative lorsque la mère (ou toute personne s'occupant principalement de l'enfant) est physiquement absente. Chez le bébé, on parle de dépression anaclitique. On observe 60 à 70 % de décès. Chez l'enfant plus grand (3–4 ans), il s'agit d'une dépression par « désattachement » brutal. Le tableau clinique comprend trois phases : le désespoir, le découragement et le détachement.

Carences qualitatives

La mère est présente physiquement mais non disponible psychiquement (dépression, psychose…). Deux tableaux cliniques sont décrits : la dépression blanche chez le bébé et le syndrome du comportement vide chez l'enfant plus âge (4–5 ans).

- Dans la dépression blanche, on observe une perte du tonus (bébé « mou »), un retrait interactif (le bébé ne cherche pas à jouer avec les adultes), un ralentissement psychomoteur et des troubles psychosomatiques.
- Dans le syndrome du comportement vide, en plus des symptômes de la dépression blanche, les enfants s'agitent pour se sentir exister (hyperactivité) et on observe également un retard de croissance.

Discontinuité interactive

Il y a discontinuité lorsque la mère est disponible de manière discontinue (par exemple : mère borderline) ou encore parce que l'enfant est changé régulièrement de famille (enfants placés). Plus tard, ces enfants montrent parfois un attachement désorganisé : on a décrit ainsi les adolescents ayant souffert de discontinuité interactive comme des « sangsues-papillons », cherchant le contact avec les autres mais s'enfuyant dès qu'on tente de tisser des liens avec eux.

Chez l'enfant plus grand

Les symptômes de la dépression peuvent être très divers : tristesse, plaintes somatiques, désintérêt, attitude de retrait, hyperactivité, troubles des apprentissages, etc. La dépression peut s'intégrer dans tous les troubles psychiatriques : névrose, psychose, etc.

Chez l'adolescent

La dépression ressemble plus souvent à celle des adultes mais là encore elle peut être masquée par les passages à l'acte ou se révéler par une bouffée délirante aiguë dont les symptômes délirants sont congruents à l'humeur (par exemple : idées de ruine). Les symptômes de la dépression sont :
- une humeur triste : perte d'espoir, perte d'intérêt, pessimisme, irritabilité et idées noires ;
- un ralentissement psychomoteur : difficultés de concentration, troubles de la mémoire, fatigue, lenteur des mouvements ;
- des symptômes somatiques : troubles du sommeil (insomnie matinale où le patient se lève très tôt), perte d'appétit, baisse de la libido, plaintes au sujet du corps.

Traitement – Prise en charge

Chez le bébé et le jeune enfant

Le traitement de la dépression est celui de sa cause. La prévention est primordiale. Désormais, lorsqu'un enfant est hospitalisé, on favorise la présence des parents (lit dans la chambre). Dans les situations à risque (pathologie psychiatrique de la mère), la PMI (protection maternelle et infantile) peut intervenir, faire des visites à domicile.

Chez l'enfant et l'adolescent

La prise en charge repose sur la psychothérapie, l'évaluation et éventuellement l'action sur l'environnement (placement) et en dernier recours sur les médicaments.

Médicaments

Les médicaments antidépresseurs sont indiqués lorsque la symptomatologie dépressive est intense, lorsque les idées suicidaires sont au premier plan chez les adolescents et lorsque la symptomatologie se rapproche de celle de l'adulte.

Les antidépresseurs agissent sur l'humeur triste en 1 à 3 semaines. La durée du traitement est de 3 à 9 mois.
Le choix du traitement antidépresseur se fait en fonction de la clinique et des éventuelles contre-indications. Tous les antidépresseurs agissent en modifiant la concentration dans le cerveau de neuromédiateurs comme la sérotonine, la noradrénaline, l'acétylcholine, etc.
Ils peuvent avoir trois types d'action :
- *psychostimulante*, diminuant l'inhibition et la fatigue et favorisant donc un passage à l'acte auto-agressif en début de traitement car l'action sur l'humeur triste est plus tardive;
- *sédative*, avec une action anxiolytique, qui permet un meilleur sommeil;
- *médiane* ou intermédiaire.

Antidépresseurs sérotoninergiques ou inhibiteurs de la recapture de la sérotonine

Ils augmentent la concentration de sérotonine (neurotransmetteur) dans le cerveau : paroxétine *(Deroxat)*, fluoxétine *(Prozac)*, fluvoxamine *(Floxyfral)*, sertraline *(Zoloft)*.
Leur seule contre-indication est l'association aux antidépresseurs IMAO.
Ils ont peu d'effets secondaires.

Antidépresseurs imipraminiques

Ils ont plusieurs actions sérotoninergique, noradrénergique et anticholinergique central et périphérique : clomipramine (*Anafranil)*, amitriptyline (*Laroxyl)*, imipramine (*Tofranil)*.
Ils sont moins maniables que les antidépresseurs sérotoninergiques car ils nécessitent un bilan pré-thérapeutique, ils ont de nombreuses contre-indications et d'effets secondaires. Ce sont néanmoins les antidépresseurs de référence en cas de dépression sévère ou mélancolique.

Surveillance biologique

Un bilan systématique doit être réalisé avant la mise en route du traitement :
- recherche d'antécédents de trouble cardiaque, d'épilepsie, de glaucome;
- électrocardiogramme;
- bilan biologique : numération formule sanguine, bilan hépatique;
- examen oculaire éventuel;
- électroencéphalogramme si risque d'épilepsie.

Au cours du traitement, la surveillance repose sur :
- la recherche et la prévention des principaux effets secondaires : sécheresse de la bouche (invitation à boire régulièrement, hygiène

bucco-dentaire, voire prescription d'anétholthritione (Sulfarlem S25), constipation (régime riche en fibres, exercice physique, invitation à boire régulièrement, voire traitement laxatif), rétention d'urine (surveillance de la diurèse chez les personnes à risque) et trouble de la vision.
– la prise de la tension artérielle couché puis debout afin de rechercher une hypotension orthostatique ;
– la pesée.

Anxiolytiques

Les antidépresseurs sont associés à un traitement anxiolytique (benzodiazépines ou tranquillisants non benzodiazépiniques comme les neuroleptiques sédatifs), d'une part afin d'agir sur l'angoisse associée, l'insomnie et, d'autre part, afin de prévenir la levée d'inhibition.

☛ *La levée d'inhibition*

Les antidépresseurs agissent en deux à trois semaines sur l'humeur dépressive. En revanche, ils agissent plus rapidement sur le ralentissement psychomoteur. Il existe donc un risque de passage à l'acte suicidaire plus important durant les 15 premiers jours de traitement car le patient n'est plus ralenti mais a encore des idées tristes.
Afin de prévenir les passages à l'acte, on prescrit les deux premières semaines de traitement un anxiolytique associé à l'antidépresseur.

Benzodiazépines

Ces molécules (alprazolam (*Xanax*), bromazépam (*Lexomil*), diazépam (*Valium*)) agissent en facilitant la transmission gabaergique et ont des effets anxiolytiques, sédatifs et hypnotiques. Il existe un *risque de dépendance* en cas d'utilisation prolongée : leur effet diminue dans le temps (tolérance) d'où la nécessité d'en consommer plus pour avoir le même effet. En cas d'arrêt brutal, on peut observer un syndrome de sevrage (rebond de l'anxiété, insomnie, irritabilité, maux de tête).

Tranquilisants non benzodiazépiniques

Certains n'ont pas les effets de dépendance des benzodiazépines (buspirone (*Buspar*), hydroxyzyne (*Atarax*)) ; d'autres en ont comme les carbamates (méprobamate (*Equanil*)).

Neuroleptiques

On peut également utiliser des *neuroleptiques*. Ceux-ci agissent en bloquant des récepteurs de la dopamine et de la noradrénaline dans le cerveau. Certains d'entre eux ont des effets plus sédatifs comme la cyamémazine (*Tercian*), d'autres ont des effets plus incisifs comme l'halopéridol (*Haldol*) et peuvent être utilisés en cas de syndrome délirant associé au trouble dépressif. Ils ont de nombreux effets secondaires.

Thymorégulateurs

On associe parfois un traitement régulateur de l'humeur (thymorégulateur) soit à visée thérapeutique, en association à un antidépresseur en cas de dépression résistante, soit à visée préventive si la dépression s'inscrit notamment dans un trouble bipolaire. Ce traitement est chronique (plusieurs années) car il est préventif.

Le *litium* est le traitement thymorégulateur de référence. Il se présent sous deux formes : le carbonate de lithium (*Téralithe*, comprimés LP à 400 mg permettant une prise par jour ou comprimés à 250 mg nécessitant 3 prises par jour) et le gluconate de lithium (*Neurolithium*) qui se présente sous forme d'ampoules buvables. Il nécessite un bilan pré-thérapeutique complet (numération formule sanguine, vitesse de la sédimentation, électrocardiogramme, bilan hépatique, thyroïdien, rénal, hématies-leucocytes/minute et test de grossesse) et une surveillance clinique et biologique régulière.

Les autres thymorégulateurs sont des *anticonvulsivants* (valpromide (*Dépamide*), carbamazépine (*Tégrétol*), divalproate de sodium (*Dépakote*)). Ils nécessitent tous les trois un bilan préthérapeutique. Le *Tégrétol* est un inducteur enzymatique, il augmente le catabolisme (la destruction par le foie) de nombreux médicaments qui perdent alors de leur efficacité.

Conduite à tenir IDE

Observation et intervention infirmières compétence 1et 3

Recueillir les éléments de l'histoire du patient, ses symptômes, ses plaintes (notamment les difficultés à dormir). L'aider à formuler ses sentiments. Cela permettra de confirmer ou infirmer le diagnostic et de repérer le type de dépression pour ajuster le traitement (médicamenteux et psychothérapique).
Les observations sont inscrites dans le dossier de soin du patient.
La participation à des activités thérapeutiques sera facilitée pour limiter l'isolement et favoriser la valorisation et augmenter l'estime de soi.

Attitude face à un enfant déprimé compétence 4

Il est important à la fois de pouvoir respecter le retrait de l'enfant tout en ne le laissant pas s'enfermer, le solliciter avec tact pour faire des jeux, discuter…
L'enfant peut exprimer des idées suicidaires qu'il ne s'agit pas de banaliser mais qui peuvent être angoissantes pour nous, soignants, à entendre. L'infirmier peut proposer à l'enfant de reprendre cela avec lui lors de l'entretien médical.

Surveillance compétence 4

Le traitement antidépresseur se prescrit le matin ou le soir en fonction des molécules. Par ailleurs, il faudra surveiller :

- la prise du traitement ;
- les effets secondaires des traitements (hypotension orthostatique, sécheresse de la bouche, constipation, tremblements, somnolence) ;
- l'efficacité du traitement sur l'humeur, l'anxiété, le sommeil ;
- l'hygiène ;
- la levée de l'inhibition après environ 15 jours de traitement ;
- l'environnement du patient (tenir à l'écart les objets dangereux pour le patient : objets tranchants, médicaments) ;
- les absences du service du patient (fugues) en raison du risque suicidaire ;

Vigilance par rapport au risque suicidaire

Le suicide est exceptionnel avant la puberté mais il existe.
Voir fiche 30 sur les conduites suicidaires.

33. Les pathologies limites

Les pathologies limites ou *borderline* sont une entité ne faisant partie ni des névroses ni des psychoses. Dans l'histoire précoce des enfants, on trouve des carences ou des discontinuités dans les soins maternels (dépression maternelle, placements). Il en résulte une atteinte du développement de l'enfant, moins grave que celle observée dans les psychoses. L'enfant dans certains secteurs de son fonctionnement maintient un lien avec le réel (notamment, il fait la distinction entre le soi et le non-soi). En revanche, il est en difficulté pour dépasser les angoisses de séparation.

Les pathologies limites dans l'enfance peuvent se manifester par des symptômes très divers : dépression, plaintes somatiques, difficultés d'apprentissage.

À l'adolescence, les pathologies limites sont bruyantes : les passages à l'acte prédominent (tentatives de suicide, auto-mutilations, consommation de toxiques, hétéro-agressivité, trouble du comportement alimentaire, etc.) associés à une intolérance à la frustration, une dépressivité, un sentiment de vide et une relation aux autres anaclitique (création d'une relation de dépendance à l'autre).

La prise en charge repose sur la psychothérapie, mais on s'appuie également sur les institutions (hôpital de jour, centre d'action thérapeutique à temps partiel).

34. Troubles scolaires

Les difficultés scolaires sont de trois types : l'échec scolaire, les troubles de l'apprentissage et la phobie scolaire.

L'échec scolaire

L'échec scolaire est un symptôme très souvent présent lors de troubles psychologiques.

Environ 20% des élèves n'ont pas la moyenne demandée. Il est important de pouvoir distinguer l'échec scolaire lié au contexte socio-économique, familial et celui lié à une pathologie : déficience intellectuelle, trouble de la personnalité, psychose.

La prise en charge sera celle du trouble mental associé.

Les troubles de l'apprentissage scolaire

Les troubles de l'apprentissage scolaire peuvent toucher principalement le langage écrit (dyslexie, dysorthographie) et le calcul.

Il faut tout d'abord réaliser un bilan orthophonique, psychomoteur (par exemple : un trouble de la latéralisation – distinguer la gauche de sa droite – peut être associé à une inversion des lettres), psychologique (évaluation de l'organisation psychopathologique sous-jacente) et cognitif (tester l'efficience intellectuelle et la logique).

La prise en charge comporte un volet scolaire (aménagement de la scolarité : petits effectifs, soutien scolaire), psychothérapique et une rééducation orthophonique et/ou psychomotrice.

La phobie scolaire

Il existe deux types de phobie scolaire : celle de l'enfant pré-pubère et celle de l'adolescent.

Phobie scolaire chez l'enfant

Le tableau clinique typique de la phobie scolaire du jeune enfant est celle d'un garçon âgé de 10 ans, qui refuse brutalement de se rendre à l'école un matin ; souvent, il est tombé malade quelques jours auparavant et est resté à la maison ; il est paniqué et angoissé à l'idée de quitter la maison. Parfois il arrive à cacher sa crainte, se rend à l'école pour s'enfuir et errer dans les rues.

La phobie scolaire de l'enfant est liée à une angoisse de séparation, l'enfant n'a pas peur de se rendre à l'école mais plutôt de quitter la maison.

Phobie scolaire chez l'adolescent

La phobie scolaire chez l'adolescent peut se retrouver dans de nombreuses pathologies (névrose, psychose…). À l'inverse de celle de l'enfant, l'angoisse est pas ou peu exprimée. L'adolescent se réfugie dans un café, aux abords du lycée. L'absentéisme scolaire lui permet de s'opposer à ses parents dont il refuse la dépendance et d'éviter de se confronter aux camarades de son âge.
La reprise de la scolarité n'est pas un signe suffisant de guérison. Des études ont montré que dans près des deux-tiers des cas ils ont des difficultés à l'âge adulte.

Traitement – Prise en charge

La prise en charge de la phobie scolaire a pour premier but le retour à l'école car la prolongation de l'évitement scolaire est un facteur de mauvais pronostic. On privilégie une prise en charge ambulatoire dans un premier temps : psychothérapie (analytique, familiale, comportementale) voire traitement médicamenteux anxiolytique.
En cas d'échec, une hospitalisation peut s'imposer notamment pour réaliser une séparation de l'enfant de son milieu familial. Celle-ci amène l'enfant à avoir des modalités relationnelles différentes, à s'étayer sur le groupe des autres enfants (ce qu'il ne fait pas lorsqu'il reste seul à la maison) et à participer à des activités thérapeutiques.

PARTIE 5

Médicaments

35. Principes thérapeutiques en pédiatrie

Les médicaments en pédiatrie

Autorisation de mise sur le marché ou AMM

Il s'agit d'une procédure d'évaluation des médicaments qui aboutit à sa mise sur le marché. Elle signifie que le médicament est actif dans la ou les indications fournies par le fabricant mais ne donne pas d'informations sur l'intérêt du médicament par rapport à ceux déjà commercialisés pour la même indication.

Particularités pédiatriques

Nombre de médicaments donnés aux enfants n'ont pas d'AMM; les prescriptions « hors AMM » sont ainsi très fréquentes en pédiatrie : 94 % en réanimation, 67 % à l'hôpital et 30 % en ville. L'absence d'AMM est en rapport avec une non-évaluation des médicaments, d'autant plus marquée qu'elle concerne des maladies rares. Ceci expose l'enfant à des risques accrus, en particulier des erreurs d'administration.
Cependant, la procédure d'évaluation des médicaments est très importante en raison des particularités de la pharmacologie en pédiatrie. En cas de prescription hors AMM, il est donc indispensable de tenir compte de ces particularités.

Particularités pharmacocinétiques par rapport à l'adulte

Pharmacocinétique : action du médicament dans l'organisme.

- Diminution de la résorption (c'est-à-dire du passage dans le sang) des médicaments par voie orale et intramusculaire; augmentation de la résorption par voie cutanée; la résorption est peu modifiée par voie rectale.
- Doses unitaires (rapportées au poids) supérieures en raison d'un plus grand volume apparent de distribution.
- Liaison aux protéines plasmatiques réduite pendant la première année de vie; les médicaments fortement liés aux

médicaments

protéines (sulfamides) exposent au risque d'ictère nucléaire par déplacement de la bilirubine liée à l'albumine.

- Diminution de la vitesse d'élimination (mécanismes hépatiques immatures) : de nombreux médicaments chez le nouveau-né nécessitent un espacement des doses.
- Immaturité de la filtration glomérulaire néonatale nécessitant un espacement des doses pendant les premiers jours de vie pour certains médicaments (aminosides).
- Chez le nourrisson et l'enfant, certains médicaments ont une demi-vie plus courte et une clairance plus élevée imposant des doses proportionnellement plus fortes que chez l'adulte.

Particularités pharmacodynamiques

- *Pharmacodynamie : action du médicament dans l'organisme.*
- Effets délétères des corticoïdes sur la croissance et la maturation osseuse.
- Certains effets indésirables seraient plus fréquents chez l'enfant : par exemple, l'hépatotoxicité du valproate.
- Tolérance des médicaments en général meilleure chez l'enfant (pas de polypathologies ni de co-prescriptions comme chez l'adulte).

Autres particularités

- L'enfant est exposé aux erreurs d'utilisation : erreurs de calculs (posologie précise), rareté des formes galéniques adaptées imposant de déconditionner et reconditionner certains médicaments.
- L'administration par voie veineuse expose aux erreurs de dilution.

Les règles de prescription

- Choisir en priorité les médicaments ayant une AMM pédiatrique tout en s'assurant toujours que le bénéfice d'un tel traitement est supérieur au risque.
- Pour les prescriptions hors AMM :
  - chez le nouveau-né, les capacités d'élimination hépatique et rénale diminuées et l'augmentation du volume de distribution impliquent une dose unitaire proche de

celle de l'adulte mais un plus grand espacement des doses ;

– chez le nourrisson et l'enfant, le métabolisme accéléré et le grand volume de distribution imposent des doses unitaires plus élevées et des prises plus rapprochées que chez l'adulte.

• L'infirmière applique les prescriptions médicales, qui doivent répondre aux exigences suivantes afin d'éviter des erreurs potentiellement graves. Les prescriptions, claires et précises, doivent indiquer :

– les nom, prénom et poids de l'enfant ;

– la date, le nom et la signature du prescripteur ;

– le nom du médicament, la forme et la présentation ; les modalités de préparation, de dilution éventuelle ;

– la posologie : la dose journalière en mg/kg (et son équivalent en mL), la dose unitaire accompagnée de l'espacement horaire des doses (exemple : 5 mg toutes les 8 heures) ;

– la durée du traitement.

• L'infirmière doit disposer de tous les éléments de calcul permettant de vérifier la prescription du médecin (principe de double sécurité). Par exemple : 50 mg/kg/j en deux prises, soit 500 mg/j, soit 2 × 250 mg/j (poids = 10 kg). **compétence 4**

• L'infirmière qui exécute la prescription doit indiquer quand elle le fait et signer (initiales). **compétence 4**

• Même si une prescription est reconduite d'un jour sur l'autre, elle doit être réécrite par le médecin.

36. Prise en charge de la douleur chez l'enfant

- Elle n'épargne pas l'enfant, même le nouveau-né.
- Les pleurs et les cris n'en sont pas une manifestation des plus constantes.
- Situations où il faut penser à la douleur :
  - suites opératoires;
  - réanimation;
  - attitude inhabituelle : enfant inconfortable et plaintif;
  - désintérêt pour l'entourage, torpeur.

Évaluation de la douleur

À partir de 5 ans, l'enfant est capable de décrire précisément sa douleur et l'on utilise des échelles d'autoévaluation :

- l'échelle visuelle analogique (EVA);
- la planche des visages;
- le dessin.

Chez le nourrisson et le petit enfant, l'autoévaluation est impossible et l'on a recours à différents éléments de cotation grâce à des échelles d'observation comportementale prenant en compte :

- des items de nociception : positions antalgiques, plaintes somatiques, aspect du visage, etc;
- des items d'anxiété : nervosité, mauvaise humeur, etc;
- des items de dépression : repli sur soi, non expressivité, etc.

Prévention de la douleur

Elle repose sur des méthodes d'anesthésie locale, ou générale préalablement à la réalisation de gestes douloureux.

☛ *En cas de douleurs provoquées par les soins : anticiper!*

Il faut informer l'enfant et ses parents.

Il est important de garantir la présence parentale (si elle est possible) pendant le soin.

La pommade Emla

Elle prévient la douleur liée aux effractions cutanées ; son utilisation est possible lorsque l'acte est programmé (ponction veineuse, ponction lombaire, myélogramme, biopsie de peau…). Elle doit être appliquée au minimum 1 heure 30 avant le geste et au maximum quatre heures. Chez le nouveau-né, la dose maximale est de 0,5 g (1 noisette).

Le mélange équimolaire oxygène/protoxyde d'azote (MEOPA)

- Utilisation par le personnel paramédical sur prescription médicale : le personnel doit avoir reçu une formation préalable.
- Indications : gestes de courte durée (moins de 30 minutes), effraction cutanée. Par ailleurs, il faut éviter l'association avec d'autres agents sédatifs.
- Effets cliniques : analgésie de surface, anxiolyse et euphorie, sédation consciente, modifications des perceptions sensorielles.
- Il est important de réaliser le soin dans le calme.
- Points à respecter pour une première inhalation :
  - préparer et « apprivoiser » l'enfant ;
  - éviter d'appliquer le masque de force, privilégier l'auto-administration ;
  - l'inhalation doit impérativement durer un minimum de 3 minutes avant le début du geste, poursuivre l'administration durant la totalité du geste ;
  - toujours garder un contact verbal avec l'enfant.
- Effets indésirables (réversibles en quelques minutes) : nausées, vomissements, malaise.
- Contre-indications limitées : hypertension intracrânienne, altération de l'état de conscience, pneumothorax, fracture des os de la face.
- Inconvénients : efficacité non prédictible, 10 à 30 % d'échecs, nécessité d'associer une anesthésie locale en cas d'effraction cutanée.

Traitement de la douleur installée

On a recours à des médicaments antalgiques dont le choix est fonction de l'intensité de la douleur. L'association de plusieurs antalgiques est possible.

À côté du traitement médicamenteux, une prise en charge globale est fondamentale : la collaboration entre le médecin, l'infirmier(e) et le psychologue s'imposent.

Les médicaments antalgiques chez l'enfant : principes généraux d'administration

- L'administration est systématique et/ou conditionnée par un score de douleur.
- Il faut prévoir une prescription de rattrapage en cas de soulagement insuffisant.
- Le choix de l'antalgique est d'emblée adapté à l'intensité de la douleur :
  - niveau 1 : douleurs modérées;
  - niveaux 2 et 3 : douleurs intenses.
- Après administration d'un antalgique, il faut réévaluer la douleur en tenant compte du délai d'efficacité de celui-ci selon la voie d'administration : intaveineuse (IV), 15 minutes; per os (PO), 30 minutes; intra rectale (IR), 15 à 20 minutes pour les liquides et 1 heure pour les suppositoires.

37. Les antalgiques de niveau 1

Paracétamol

Indications

Douleurs modérées.

Posologie et mode d'administration

- Voie orale ou IV: 15 mg/kg toutes les 6 heures.
- Voie rectale : à éviter car l'absorption est aléatoire. La posologie doit être augmentée au moins à 30 mg/kg en une prise initiale (maximum 3 fois/j).

Contre-indications

- Insuffisance hépato-cellulaire.
- Allergie au produit.

Effets indésirables – Précautions d'emploi

- Hépatotoxicité à des doses suprathérapeutiques.
- Surdosage aigu si dose unitaire ≥ 150 mg/kg.

Ibuprofène (AINS : anti-inflammatoire non stéroïdien)

Indications

- Douleurs modérées.
- AMM : utilisation dès l'âge de 3 mois.
- L'ibuprofène est un AINS dont la tolérance est excellente.

Posologie et mode d'administration

Posologie : 30 mg/kg/j (10 mg/kg toutes les 8 heures, voire toutes les 6 heures initialement en cas de forte douleur) ; maximum 600 mg/prise.

Contre-indications

Ne pas utiliser si déshydratation, ou suspicion de varicelle.

Effets indésirables – Précautions d'emploi

- Toxicité digestive et rénale.

Autres AINS : kétoprofène et diclofénac.

38. Les antalgiques de niveau 2 : les morphiniques faibles

Codéine

Indications

Douleurs intenses

Posologie et mode d'administration

C'est la molécule la plus utilisée; dose 3 mg/kg/j; le plus souvent en association avec le paracétamol mais aussi seule (*Codenfan*). Les prises orales sont à répéter toutes les 4 heures : maximum 1 mg de codéine par kg et par prise.

Contre-indications

- Insuffisance respiratoire sévère sans assistance possible.
- Asthme en crise.
- Recours à des agonistes–antagonistes de la morphine.

Effets indésirables – Précautions d'emploi

- Nausées.
- Prurit.
- Constipation.
- Somnolence.
- Bronchospasme.
- Apnée.

Nalbuphine

Il s'agit d'un opioïde faible « agoniste-antagoniste ».

Indications

Douleurs intenses.

Posologie et mode d'administration

- 0,2 mg/kg toutes les 4 heures (IV lente en 5 à 10 minutes).
- Par voie rectale : 0,4 mg/kg (produit de choix aux urgences).
- Le délai de 4 heures entre deux injections peut être raccourci à 3 voire 2 heures si la douleur n'est suffisamment soulagée.

Contre-indications

- Éviter l'association à la morphine.
- Éviter l'utilisation en cas d'abdomen aigu sans diagnostic.

Effets indésirables – Précautions d'emploi

- Apnée.
- Somnolence.

Autres morphiniques faibles : tramadol, AMM pédiatrique pour la présentation en gouttes à partir de 3 ans.

39. Les antalgiques de niveau 3

Morphine

Indications

Douleurs intenses.

Posologie et mode d'administration

Il n'existe pas de posologie maximale; la bonne posologie est celle qui permet une parfaite analgésie. Celle-ci sera obtenue en réalisant une titration de morphine.

Elle peut être donnée par voie orale, sous-cutanée ou IV; la voie orale est à utiliser en priorité (pas de risque de dépression respiratoire aux doses usuelles).

Contre-indications

- Insuffisance respiratoire.
- Insuffisance hépatique sévère.

Effets indésirables – Précautions d'emploi

- Dépression respiratoire.
- Constipation.

Toute prescription de morphine doit s'accompagner d'une prescription de laxatif en systématique afin de prévenir la constipation.

Autres morphiniques injectables : phétidine, fentanyl.

471256 - (I) - (10) - OSB 100° - PMS 1787

Elsevier Masson SAS. 62, rue Camille-Desmoulins, 92442 Issy-les-Moulineaux cedex
Dépôt légal : octobre 2010

Photocomposition : SPI Publishers Services, Pondichéry, Inde

Imprimé en Chine